W0280165

Je combats **la sédentarité** *avec le yoga*

Depuis 40 ans, Terre vivante vous fait partager ses expériences en matière d'écologie pratique : jardinage bio, soins naturels, alimentation saine, consommation responsable, habitat écologique... à travers :
- l'édition de livres pratiques,
- le magazine *4 saisons,*
- des jardins écologiques proposant des stages pratiques,
- le portail Internet www.terrevivante.org.

Le catalogue des ouvrages publiés par Terre vivante est disponible sur simple demande et sur Internet.

Terre vivante
169 chemin de Raud
38710 Mens
Tél. 04 76 34 80 80
E-mail : info@terrevivante.org
www.terrevivante.org

Leader de la presse magazine yoga francophone, *Esprit Yoga* étend désormais son expertise à l'univers de l'édition. Esprit Yoga Éditions publie notamment des ouvrages pratiques destinés aux adultes et des collections plus spécifiquement adressées aux enfants.

Esprit Yoga Éditions
192 rue Cardinet
75017 Paris
E-mail : redaction@esprityoga.fr
www.esprityoga.fr

Direction éditoriale : Brigitte Michaud & Andrea Semprini

Coordination éditoriale : Fabienne Vaslet

Suivi de projet et mise en page : Yvonne Lambert-Bissuel

Conception graphique : Françoise Masson

Photogravure : C'limage

Fabrication : Marie Décamps

Photographies : Sébastien Dolidon

Illustrations : Sophie Ruffieux (sauf le picto « podcast » p. 38 : © Marc Brown/Adobe Stock)

Livre éco-conçu

Terre vivante a réalisé en 2010 la première analyse du cycle de vie (ACV) d'un livre en France. Cette étude nous a permis d'identifier les impacts de la fabrication d'un livre sur l'environnement, dans l'objectif de les limiter :

Fabriquer des livres, quels impacts sur l'environnement ? à consulter sur www.terrevivante.org

Le papier choisi pour cet ouvrage est issu de pâte vierge produite écologiquement en Europe à partir de forêts gérées durablement. Ce livre est, de plus, imprimé en France, par un imprimeur soucieux de préserver l'environnement à travers des actions d'économies d'énergie, de valorisation des déchets, d'utilisation de produits moins nocifs pour la santé des travailleurs...

ISBN : 978-2-36098-687-3
ISSN : 2679-7623

Nadège Lanvin

Je combats **la sédentarité** *avec le yoga*

ESPRIT YOGA ÉDITIONS

terre vivante

AVERTISSEMENT AU LECTEUR

Les descriptions posturales et les conseils présentés dans cet ouvrage s'adressent à des personnes en bonne condition physique. Si vous souffrez d'une pathologie ou d'une fragilité spécifique, consultez votre professeur de yoga et votre médecin avant de pratiquer. L'éditeur décline toute responsabilité pour d'éventuelles blessures résultant des postures et conseils proposés dans ces pages.

LE CHOIX DU MATÉRIEL

Nous présentons en page 12 le matériel nécessaire pour réaliser les postures de ce livre. Pour des raisons de confort et de sécurité, nous vous recommandons d'utiliser un matériel spécifique à l'activité yoga.

Sommaire

Pour toi, Papa

La collection « Yoga & Santé »

Discipline millénaire, le yoga a développé au fil du temps une formidable connaissance du corps humain, de son fonctionnement et de sa capacité d'autoguérison. Dans le yoga, le corps physique n'est jamais considéré isolément, comme une entité purement organique. Les dimensions énergétique, émotionnelle et psychologique sont également prises en compte.

Les maîtres anciens avaient compris il y a fort longtemps ce que la science médicale contemporaine semble à peine commencer à découvrir, à savoir que beaucoup de nos problèmes physiques peuvent être soignés ou soulagés efficacement si nous les abordons de manière holistique[1].

Mais le yoga ne saurait être réduit à une gymnastique améliorée. Il peut devenir thérapeutique quand le pratiquant :

– réalise les postures en conscience, c'est-à-dire qu'il porte une grande attention à ses gestes, au placement de son corps, au ressenti intérieur que chaque position va engendrer ;

– associe ces postures au souffle ; les inspirations et les expirations dans le yoga ne sont jamais anodines, car c'est par la respiration que se concrétise la dimension énergétique et que se déclenche le processus d'autoguérison ;

– s'inscrit dans une démarche personnelle volontaire, devenant ainsi acteur de sa propre guérison.

La collection « Yoga & Santé » puise dans la riche tradition du yoga pour présenter, de manière simple et claire, des séquences de postures qui peuvent apporter un réel soulagement à bien des problèmes.

Elle s'adresse aux personnes qui font du yoga, mais aussi aux non-pratiquants, à tous ceux qui souhaitent prendre en main leur bien-être et se soigner de manière naturelle et holistique.

Andrea Semprini
Directeur de collection

---

1. En médecine, la méthode holistique (du grec, *holos* : entier, qui forme un tout) traite le patient globalement (corps et esprit) et non pas seulement la partie affectée par les symptômes.

Sédentaire, moi ?

Quand j'évoque la sédentarité dans mon entourage, la plupart des gens me parlent de maisons de retraite, de personnes sans emploi, de jeunes devant leurs jeux vidéo… Mais personne ne pense à soi : « Moi ? Je travaille beaucoup et je fais mon jogging tous les samedis matin » ou « Sédentaire, moi ? Je ne suis jamais à la maison ! ». La sédentarité n'est pas inconnue, mais mal connue. On confond souvent sédentarité avec inactivité. Or, on peut être actif ET sédentaire. Sédentarité vient du latin *sedere*, qui signifie « être assis ». Combien de temps restons-nous assis chaque jour ?

Officiellement, la sédentarité est définie comme une situation d'éveil corporel dont la dépense énergétique ne dépasse pas la dépense de repos en position assise ou allongée. Se déplacer en voiture, travailler sur un ordinateur, lire, écrire, regarder une vidéo, passer un coup de téléphone… ça n'est pas ne rien faire, certes. Mais ces situations caractérisent des activités sédentaires. Et nous sommes beaucoup plus nombreux que l'on ne croit à avoir une vie sédentaire.

En 2008, en effet, l'Organisation mondiale de la santé estimait que 31 % de la population mondiale âgée de plus de 15 ans était sédentaire. La sédentarité est responsable de 6 % de la mortalité dans le monde et est maintenant la quatrième cause de mortalité. Ces chiffres ne font qu'augmenter et on s'inquiète même à présent des effets délétères de la sédentarité chez les bébés.

La sédentarité constitue un facteur aggravant de nombreuses maladies : cancers du sein et du côlon ; cardiopathies vasculaires ; hypertension ; accident vasculaire cérébral ; diabète de type 2 ; dépression ; obésité. À l'inverse, lutter contre la sédentarité améliore les capacités respiratoires et musculaires et réduit les risques de fractures.

Alors, devant ce constat dramatique, comment lutter contre la sédentarité ?

Tout d'abord, rappelons-nous qu'au niveau morphologique et mécanique, nous ne sommes pas loin de nos ancêtres nomades ou vivant dans des cavernes, qui chassaient et cueillaient pour se nourrir. Or, de nos jours, non seulement nous n'avons pas à marcher des kilomètres pour chercher de quoi nous mettre sous la dent, mais nous nous faisons parfois livrer à domicile des repas hypercaloriques.

Nous sommes faits pour marcher, bouger, sauter, courir, nager ! Il n'y a qu'à voir les tout jeunes enfants : ils ont besoin de bouger et ils ont bien raison ! Et les récréations ne sont parfois pas suffisantes… Notre corps adulte a besoin d'une activité physique d'intensité modérée au moins 150 minutes par semaine. Cette activité peut être fractionnée en 3 fois 10 minutes par jour pendant 5 jours. Mais pour rester vraiment en bonne santé physique et mentale, nous avons besoin de nous lever et de marcher un peu toutes les heures, et pas seulement pour aller fumer ou prendre un snack.

Alors, me direz-vous : « Très bien, mais je n'ai pas le temps ou l'envie de faire du sport ! ». Là encore, se dire que faire du sport est la seule issue pour lutter contre la sédentarité est une erreur. On peut faire du tennis 1 heure par semaine et subir les conséquences d'une vie sédentaire par ailleurs. L'activité physique ne se résume pas au sport : amener les enfants à pied à l'école, faire le ménage, se balader en forêt, prendre le vélo pour aller travailler, jardiner… tout cela constitue une activité physique évitant de tomber dans la sédentarité.

La plupart d'entre nous ont fait l'expérience d'une vie très sédentaire lors du confinement imposé par l'épidémie de coronavirus. Et beaucoup ont constaté un vieillissement accéléré, une prise de poids et des problèmes psychologiques. Bien sûr, la sédentarité n'est pas le seul facteur de cette perte de santé, mais son rôle reste non négligeable. Bouger régulièrement, mais aussi méditer, respirer en conscience et se faire plaisir, tout cela a un impact important sur notre métabolisme, notamment sur la production de nos hormones – dont les hormones du bonheur que nous évoquons plus loin (voir p. 11). Bouger, c'est aussi vivre plus longtemps et en meilleure santé physique et mentale.

Si vous avez ce livre entre les mains, c'est que vous savez déjà combien il est essentiel de bouger et de lutter contre la sédentarité. Si le sport n'est pas accessible à chacun d'entre nous, par manque de temps, de forme ou d'envie, l'activité physique, elle, peut s'adapter à chacun, selon ses envies, son temps, son âge, son corps et son porte-monnaie. Ce livre a pour but de vous donner quelques exemples d'activité physique simple et efficace, à travers la pratique du yoga intégral, et à l'aide de conseils applicables dès aujourd'hui. Alors, on s'y met, tout de suite ? Bougeons, vivons et soyons plus heureux !

L'apport du yoga

Nous l'avons vu, notre corps a besoin de bouger pour rester en bonne santé. Or, à la différence de nos ancêtres, nous n'avons plus besoin de chasser, pêcher, cueillir nos aliments, courir après notre troupeau… Alors il nous faut provoquer les opportunités de mouvement. Le yoga, activité qui fait du bien à la fois au corps et au mental, est facile à mettre en place : pas besoin d'équipement particulier ou d'un endroit spacieux ni de beaucoup de temps. Chacun de nous, quasiment, peut pratiquer chez soi sans déranger ses voisins. Faire du yoga au bureau, comme nous le proposons dans la séquence C, est également envisageable. Et s'il vous est possible de suivre un cours avec un professeur expérimenté, allez-y ! Cela vous permettra d'éviter de vous faire du mal involontairement, d'adapter la pratique à votre corps et même parfois de sortir de votre zone de confort. Que ce soit en cours ou tout seul, respectez votre corps et ses limites, faites-vous une « douce violence » pour vous y mettre, mais ne vous violentez pas !

L'INTÉRÊT DU YOGA SUR LE PLAN PHYSIQUE

Le yoga postural vise à atteindre un équilibre serein entre assouplissement et renforcement musculaire. Étirements latéraux, flexions avant et arrière, torsions : la colonne vertébrale est sollicitée sur tous ses axes, et ainsi notre dos reste souple et fort. Toutes les articulations travaillent et sont ainsi renforcées. Les postures d'équilibres, pour leur part, stimulent nos muscles et renforcent notre concentration. Quant aux inversions, elles permettent un bon retour veineux pour nos jambes qui ne marchent pas assez.

L'INTÉRÊT DU YOGA SUR LE PLAN PHYSIOLOGIQUE

Lors des postures, nos organes sont stimulés soit par des pressions qui s'exercent entre nos muscles et nos os, soit par des étirements poussés, soit par des pressions et massages des organes internes entre eux. Le cœur, les poumons, les organes digestifs sont mieux irrigués et, par là même, stimulés. Cela aide à prévenir notamment les problèmes digestifs, les malades cardiovasculaires et les inflammations.

Par ailleurs, chaque organe de notre corps est enveloppé par des fascias, fibres gélatineuses très innervées qui ont besoin de mouvements doux pour que notre corps se meuve en toute liberté. Les postures de yoga permettent d'entretenir le bon fonctionnement de nos fascias.

En outre, faire du yoga, c'est apprendre à respirer en conscience, c'est améliorer nos capacités respiratoires. Et nous en avons bien besoin dans nos vies sédentaires, car la sédentarité nuit au développement de notre système respiratoire : l'absence d'activité physique, la position assise qui tasse notre colonne vertébrale et referme notre cage thoracique affectent notre respiration ; nos organes, dont le cerveau, sont alors moins bien irrigués. Bien respirer, c'est comme bien manger, cela apporte l'énergie dont nous avons besoin pour fonctionner, pour nous concentrer et réfléchir.

L'INTÉRÊT DU YOGA SUR LE PLAN PSYCHIQUE

L'efficacité du yoga passe par la stimulation des glandes qui produisent nos hormones : surrénales, thyroïde, ovaires, hypophyse fonctionnent en meilleure harmonie, ce qui rejaillit immanquablement sur notre psychisme. En effet, nous connaissons aujourd'hui l'importance de la production d'hormones sur notre vie émotionnelle et psychologique, à tel point qu'on parle fréquemment d'hormones du bonheur. La dopamine est l'hormone de la récompense, de la satisfaction d'avoir réussi un objectif. En pratiquant le yoga, nous nous fixons de petits objectifs et nous les atteignons ! Cela provoque instantanément un sentiment de confiance en soi. L'endorphine est sécrétée pour masquer la douleur. Mais inutile de se faire souffrir pour la sécréter : rire, pleurer et s'étirer y contribuent aussi. D'où la satisfaction immédiate que l'on ressent lorsqu'on fait des étirements en yoga. L'ocytocine, quant à elle, est l'hormone de l'attachement, elle génère une sensation de sécurité : les automassages inhérents aux séances de yoga peuvent nous permettre d'en augmenter le taux. Et, en dehors de ces hormones du bonheur, l'équilibre hormonal est essentiel pour nos fonctions vitales notamment le sommeil, la digestion, la reproduction.

Enfin, la pratique du yoga nous procure de la détente. La relaxation engendrée par les postures d'effort, l'attention à la respiration, la détente finale sont autant d'occasions de nous libérer du stress, source de tensions aussi bien physiques que mentales.

Le yoga contribue donc à notre bonne santé, au sens défini par l'Organisation mondiale de la santé (OMS) : « La santé est un état de complet bien-être physique, mental et social, et ne consiste pas seulement en une absence de maladie ou d'infirmité. » Le yoga participe à ce mouvement nécessaire pour pallier notre sédentarité. Toutefois, il ne constitue pas une pratique physique intense. Il vient donc en complément d'une autre activité sollicitant davantage le cœur – marche rapide, cyclisme, saut à la corde ou natation – et d'un sport collectif pour le bonheur de partager. Faire du yoga, c'est bouger en conscience, prendre de soin de soi avec douceur et bienveillance, et ainsi maximiser la qualité et la durée de notre vie sur tous les plans.

Les accessoires

A priori, si vous n'avez pas d'accessoires spécifiques pour réaliser les postures proposées ici, aucun problème ! Vous pouvez même faire certains exercices derrière votre bureau, en costume ou en tailleur ! Si vous souhaitez vous y mettre de façon régulière et être à l'aise, enfilez un pantalon à taille élastique et un tee-shirt et n'hésitez pas à investir dans un tapis de yoga et des briques.

Pour des raisons de confort et de sécurité, nous vous recommandons d'utiliser un matériel spécifique à l'activité yoga. Vous pouvez vous procurer ces accessoires sur des sites comme chin-mudra.yoga, yogimag.com ou tayronalife.com.

TAPIS

Privilégiez un tapis de yoga, de 3 à 6 millimètres d'épaisseur, fabriqué en matière naturelle (latex, caoutchouc naturel, jute ou chanvre). Évitez les tapis de camping ou de Pilates en mousse car ils sont trop mous et ne garantissent pas une bonne adhérence pour les pieds et les mains.

BRIQUES

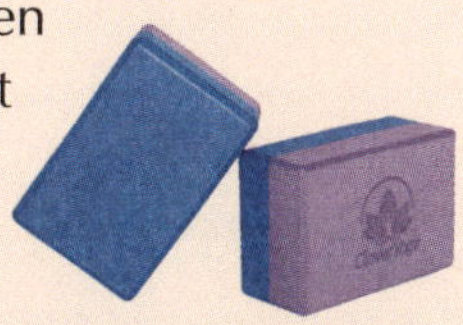

Les briques contribuent à la stabilité des postures et au soutien du corps pourvu qu'elles ne soient pas trop fines. Elles peuvent être en liège, en bois ou en mousse synthétique. Les dimensions des briques présentées ici sont de 23 x 15 x 10 centimètres. Mais vous pouvez choisir une autre dimension. Et si vous n'avez pas de brique sous la main, un dictionnaire pourra vous dépanner momentanément.

COUSSIN

Prévoyez un coussin, ni trop épais, ni trop dur.

COUVERTURES

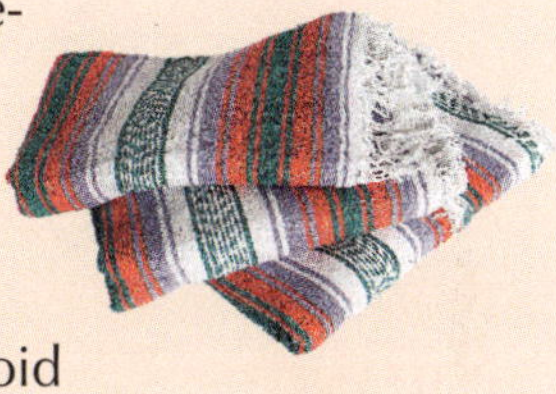

Munissez-vous de deux ou trois couvertures fermes (de déménagement ou de yoga) d'environ 1,30 x 2 mètres. Celles que nous utilisons pour dormir ne sont pas assez fermes pour assurer le soutien nécessaire. Pensez aussi à une petite couverture confortable pour recouvrir votre corps pendant la méditation et la relaxation, afin de ne pas attraper froid et de vous sentir en sécurité dans votre petit cocon.

Bouger en peu de temps

Cette première séquence de postures de yoga a pour objectif de faire bouger tout votre corps en peu de temps. En effet, souvent, le temps nous manque pour faire de l'exercice, mais, comme nous l'avons vu précédemment, nous ne sommes pas fait(e)s pour rester assis(es) et immobiles tout au long de la journée.

POUR QUI ?

Pour tous

QUAND ?

Tous les jours si vous le souhaitez, pour dynamiser votre corps.

BÉNÉFICE PRINCIPAL

Étire et dynamise vos muscles et vos os, stimule vos organes internes.

DURÉE

12 à 20 minutes

ACCESSOIRE

- 1 tapis de yoga (facultatif : toutes les postures se font debout)

Cette courte série de postures, qui dure au maximum 20 minutes, ne demande ni accessoire ni vêtements particuliers et s'intègre ainsi facilement dans une journée bien chargée.

Notre organisme dans sa totalité a besoin de bouger pour rester en bonne santé. Bouger debout est un bon moyen de tester notre équilibre, d'optimiser notre attention, d'améliorer la circulation du sang et de prévenir le vieillissement de nos os.

Cette série d'exercices dynamiques stimule votre cœur en douceur et oxygène vos cellules. Elle est surtout à visée préventive : bouger un peu, mais tous les jours, permet également de libérer le stress en s'amusant.

Précautions et conseils de pratique

• Les postures de yoga doivent être faites en conscience, c'est-à-dire que vous devez respirer tranquillement et profondément par le nez pendant toutes les postures et essayer de vous concentrer sur ce que vous ressentez. Fermer les yeux peut être une aide à cette intériorisation.

• Ne forcez surtout pas ! Si un mouvement ou une position vous mettent mal à l'aise ou vous font mal, arrêtez et passez au suivant. Peut-être cela sera-t-il plus facile la prochaine fois… ou pas. C'est votre ressenti qui vous guide : ressentir son corps et faire un effort, oui ! Se faire du mal et forcer, non ! Cherchez la stabilité et le confort tout au long de la séance.

• Mieux vaut pratiquer le ventre vide, surtout quand on bouge beaucoup !

• La respiration se fait par le nez, à l'inspiration comme à l'expiration. Pour respirer profondément, gonflez votre ventre à l'inspiration et laissez l'air venir ouvrir vos côtes et remplir votre poitrine. Expirez lentement, en rentrant un peu le ventre à la fin, pour finir de bien vider les poumons.

• Ne négligez surtout pas la dernière posture. Se poser en fin de séance permet au corps d'intégrer les bienfaits physiques et énergétiques de l'ensemble des autres postures. Le corps retrouve un fonctionnement harmonieux et équilibré.

• Si vous souffrez d'une pathologie quelconque, n'hésitez pas à demander l'avis de votre médecin et d'un yogathérapeute, qui vous proposeront, en complément ou en remplacement, des postures adaptées et personnalisées.

1

Le volcan

2'

Mettez-vous debout, jambes jointes. Sur une expiration, montez rapidement les bras tendus sur les côtés et frappez les mains l'une contre l'autre 1a.

Sur l'inspiration suivante, sautez en écartant les jambes et en descendant les bras de chaque côté du corps 1b.

À l'expiration suivante, sautez à nouveau pour revenir dans la position initiale, bras levés au-dessus de la tête. Répétez le mouvement une dizaine de fois, en alternant vivement les sauts, jambes écartées, jambes serrées.

Expirez longuement après l'exercice afin de reprendre votre souffle.

Les sauts jouent un rôle capital pour préserver la bonne santé de vos os. Le mouvement dynamique fait travailler votre cœur.

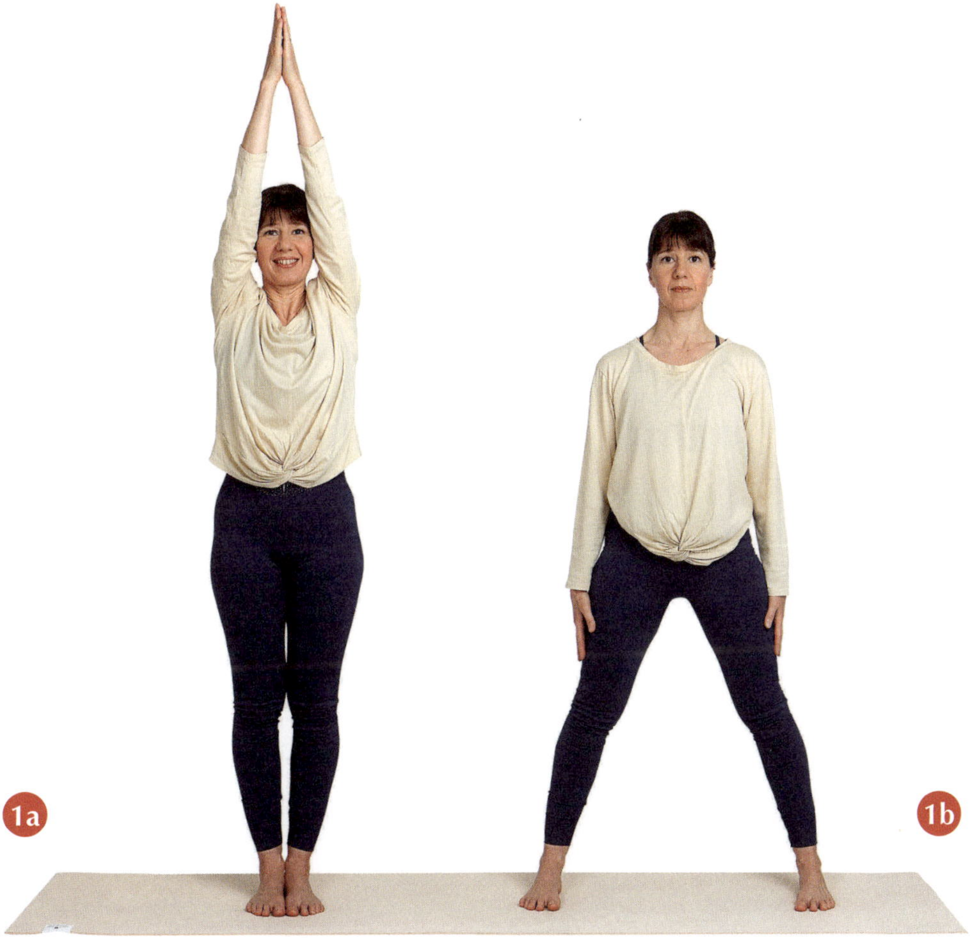

1a

1b

2

Le croissant de lune sur un pied

Eka pada indudalasana

2'

Paumes de mains jointes et bras tendus vers le ciel, jambes jointes, respirez tranquillement en étirant bien vos bras tout en ancrant profondément vos pieds dans le sol.

S'il vous est difficile de trouver l'équilibre, gardez la pointe du pied au sol. Essayez de ne pas trop vous déhancher. L'étirement doit être ressenti principalement au niveau du buste.

Inspirez, grandissez-vous. Expirez, penchez votre buste latéralement vers la gauche 2a. Pointez les orteils du pied gauche et soulevez la jambe gauche, bien tendue, sur le côté 2b. Fixez un point devant vous pour garder l'équilibre. Restez quelques respirations, le temps qu'il vous est possible, sans tomber.

En posture assise, notre équilibre est peu sollicité. Le tester régulièrement permet d'entretenir les muscles profonds et d'éviter les chutes.

Inspirez, revenez au centre, et penchez votre buste vers la droite. Soulevez le pied droit.

S'étirer entretient la souplesse et chasse les tensions liées au stress qui entravent le fonctionnement de certains organes (cœur et surrénales, notamment). La position debout active le retour veineux dans les jambes.

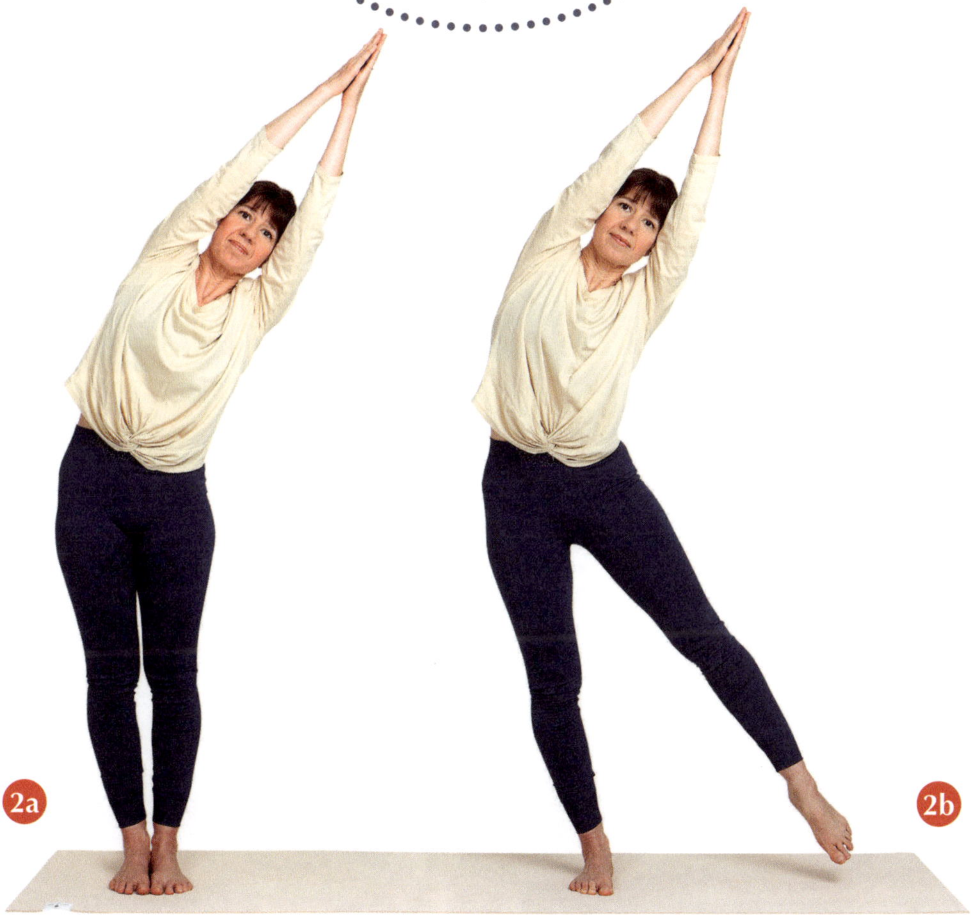

3

Le bûcheron

Kashtha takshanasana

2'

Tendez les bras devant vous et entrelacez vos doigts. Inspirez en montant les bras vers le haut, avec énergie 3a.

Expirez par la bouche, en relâchant rapidement le buste et les bras vers le sol. Imaginez que vous avez une hache entre les mains et que vous coupez du bois de toutes vos forces 3b.

Afin de protéger votre dos, veillez à garder les genoux pliés pendant toute la durée de cette posture.

Toujours les genoux pliés, dénouez vos doigts et redressez-vous doucement, en déroulant la colonne, vertèbre après vertèbre 3c.

Changez le croisement de vos doigts et recommencez entre 5 et 10 fois.

Cet exercice est excellent pour libérer les tensions et le stress. N'hésitez pas à crier sur l'expiration si le cœur vous en dit.

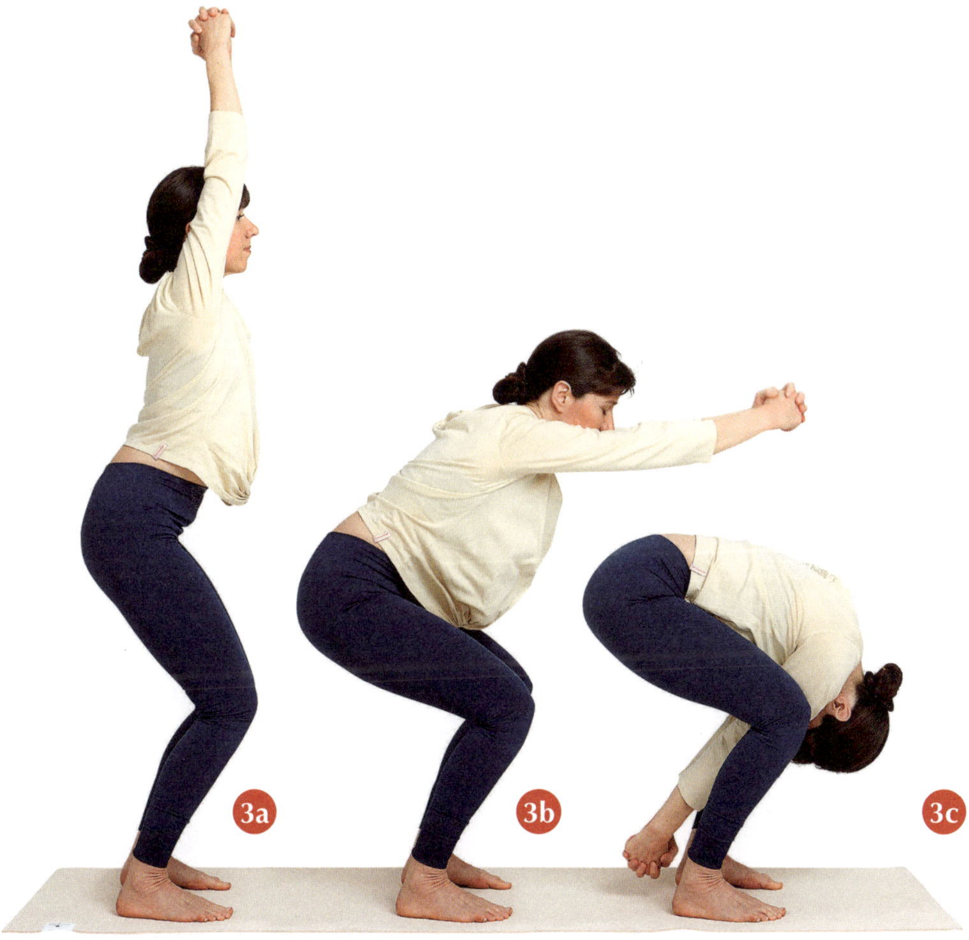

4

Le soufflet de forge

Bhastrika

2'

À l'inspiration, gonflez le ventre en tendant les bras devant vous, doigts écartés et paumes levées, comme pour repousser un obstacle 4a.

En expirant, rentrez le ventre d'un geste vif, tout en fermant les poings et en ramenant les coudes pliés le long de votre buste 4b. Les coudes s'arrêtent légèrement à l'arrière des épaules, pour accompagner l'expiration et la rétraction du ventre.

Le soufflet de forge est une respiration abdominale dynamique. Vos respirations vont s'intensifier au cours de cet exercice.

L'inspiration et l'expiration sont rapides et les mouvements des bras sont dynamiques. Recommencez une dizaine de fois.

Vos bras travaillent de façon dynamique et vous fournissez beaucoup d'énergie à votre corps par ces grandes respirations. La digestion est aussi stimulée.

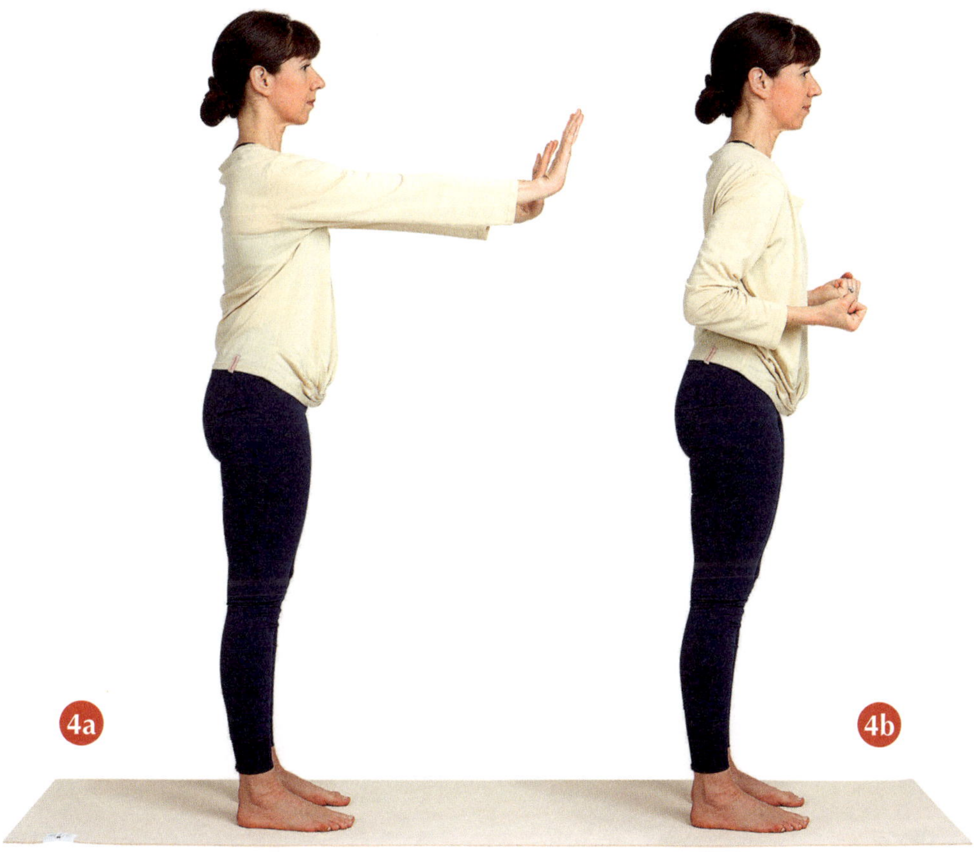

5

La montagne

Tadasana

3'

Placez-vous debout. Écartez les jambes et les pieds de la largeur de vos hanches. N'hésitez pas à fermer les yeux.

Veillez à bien ancrer les pieds dans le sol, en imaginant que des racines relient la plante de vos pieds avec le centre de la Terre. Toute la surface des pieds est en contact avec le sol et le poids de votre corps est bien réparti sur vos deux jambes.

Remontez mentalement et lentement le long de votre corps. Détendez l'arrière des genoux, les fessiers, toute la colonne vertébrale de bas en haut. Relâchez les épaules vers le sol et étirez le sommet du crâne vers le ciel.

Respirez profondément, et sentez-vous grandir dans cette posture. À l'inspiration, votre ventre se gonfle, vos côtes s'écartent et votre poitrine s'ouvre en grand. À la fin de l'expiration, rentrez légèrement le ventre afin de bien vider vos poumons.

Restez dans la posture pendant 5 grandes respirations.

Observez votre corps, votre mental et votre énergie après ces postures et gardez-en les bienfaits le plus longtemps possible.

Cette posture d'ancrage calme le mental et développe la concentration pour le reste de la journée.

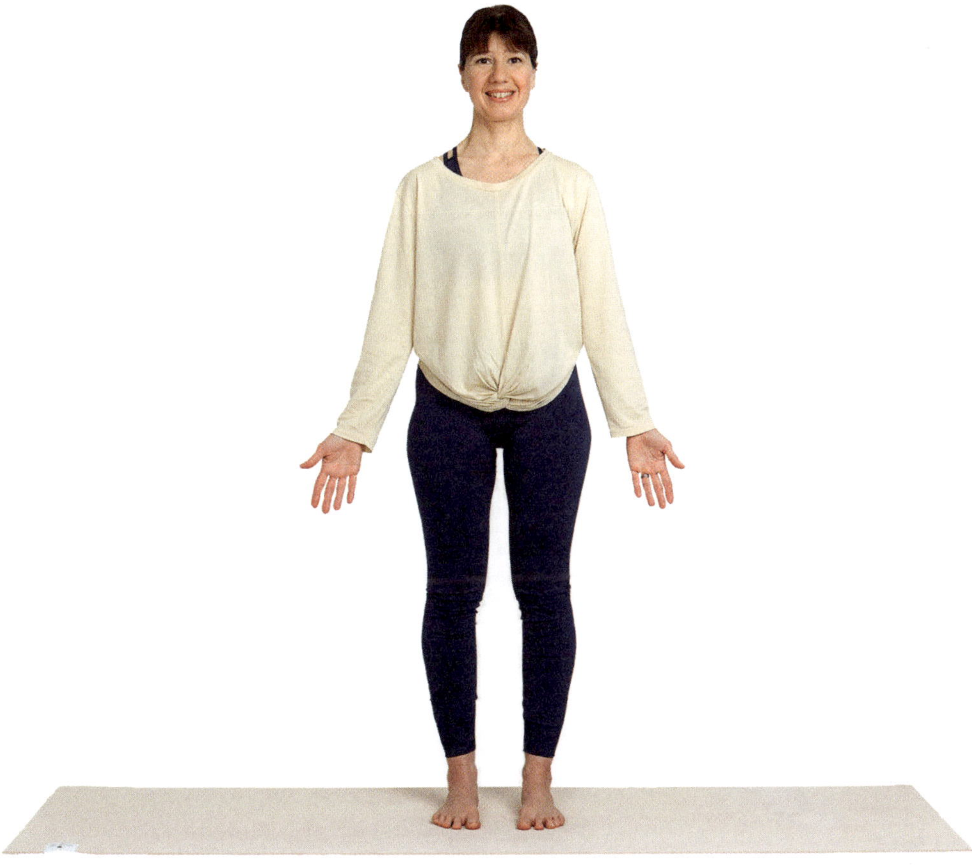

Enchaîner les postures de la séquence A

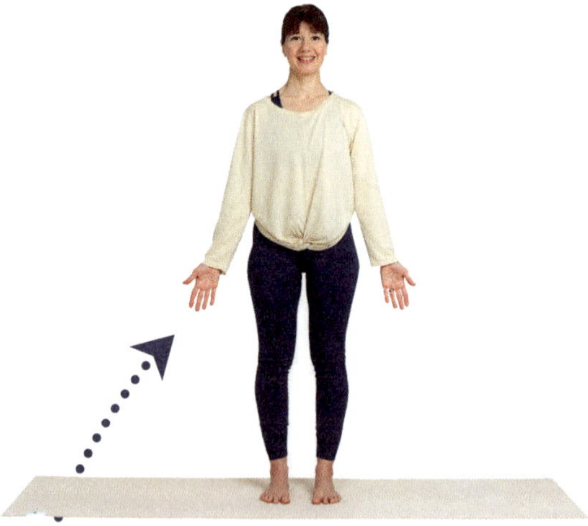

5 LA MONTAGNE

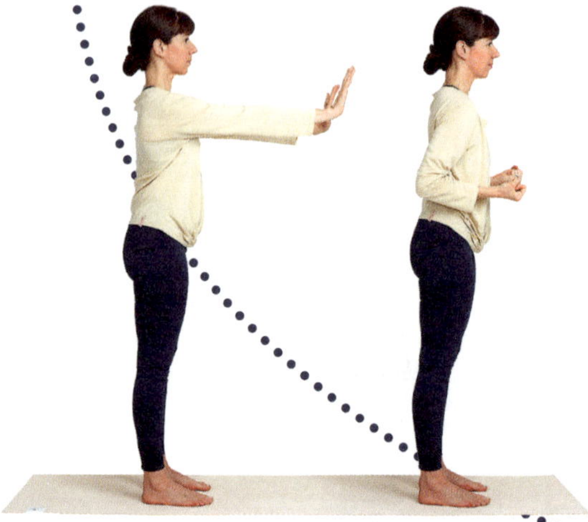

4 LE SOUFFLET DE FORGE

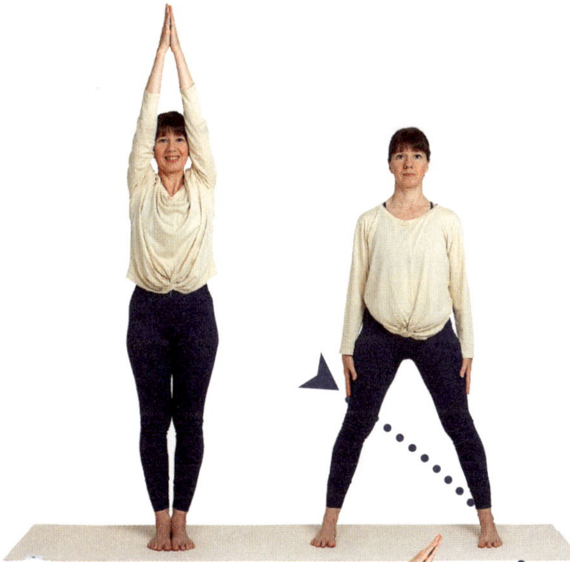

1 LE VOLCAN

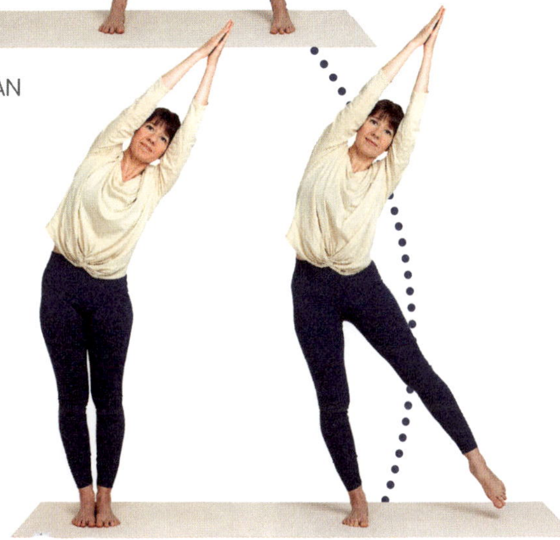

2 LE CROISSANT DE LUNE SUR UN PIED

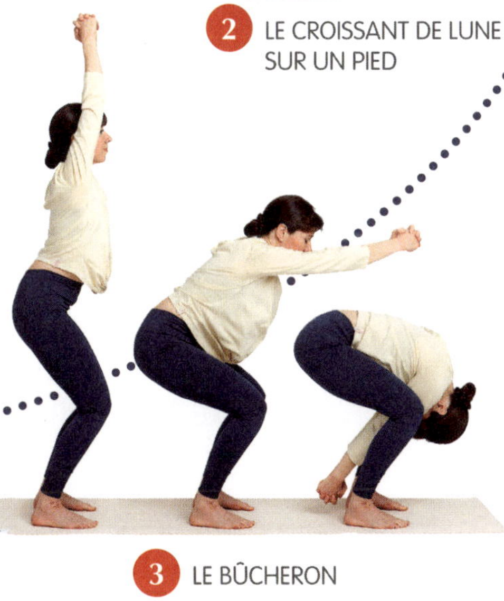

3 LE BÛCHERON

Faire la salutation au soleil

Bien qu'elle constitue souvent un échauffement, la salutation au soleil peut être pratiquée indépendamment, car elle est très complète. Contrairement aux postures de yoga classiques, qui sont généralement tenues pendant plusieurs respirations, elle constitue un enchaînement dynamique qui se fait au rythme des respirations.

POUR QUI ?

Pour tous

QUAND ?

Tous les jours si vous le souhaitez, plutôt le matin

BÉNÉFICE PRINCIPAL

Sollicite tout le corps

DURÉE

12 à 20 minutes

ACCESSOIRES

- 1 tapis
- 1 tenue confortable

Tout le corps travaille dans la salutation au soleil, à la fois pour augmenter la souplesse, mais aussi pour renforcer les muscles.

Les fascias, ce réseau gélatineux qui entoure tous nos organes, ont besoin d'être échauffés au réveil. En nous faisant bouger et en sollicitant nos articulations, la salutation au soleil est un bon moyen de les réveiller en douceur.

La coordination des mouvements sur votre respiration augmente votre concentration et votre oxygénation. Par ailleurs, cela vous « vide » la tête, comme une méditation matinale en mouvement.

Précautions et conseils de pratique

• La salutation au soleil doit suivre le rythme naturel de votre respiration : vous ne devez pas être essoufflé(e) à la fin de la série. Mais quand vous débutez, vous devez mémoriser chaque étape avant de pouvoir aller au rythme de vos respirations : prenez le temps de rester quelques respirations dans chaque posture afin de bien la connaître et l'apprivoiser.

• Il faut faire deux fois la salutation : la première fois, c'est le pied droit qui part en arrière en premier, lors de la première fente avant, puis qui revient en avant lors de la seconde fente. La seconde fois, c'est le pied gauche qui part en arrière en premier et revient ensuite en avant. Ainsi, les deux parties du corps sont exercées de façon homogène.

• Quand vous connaissez bien l'enchaînement, vous pouvez varier la vitesse : par exemple, vous commencez par deux salutations très lentes, vous continuez en accélérant un peu sur les deux suivantes pour finir sur un rythme qui correspond à votre respiration naturelle.

• La salutation au soleil doit vous apporter du bien-être. Essayez de la rendre fluide, sans à-coup, comme une danse. Si le cœur vous en dit, fermez les yeux !

• Il n'y a pas de limitation pour faire la salutation au soleil. En enchaîner entre 6 et 12 est déjà un très bon exercice. Mieux vaut en faire quelques-unes chaque jour que beaucoup une seule fois par semaine.

1

sur l'expiration

Les mains en prière
Pranamasana

Debout à l'avant de votre tapis, les jambes proches l'une de l'autre, les bras le long du buste, inspirez profondément. En expirant, pressez vos mains l'une contre l'autre en prière *(pranamasana)* au niveau de la poitrine.

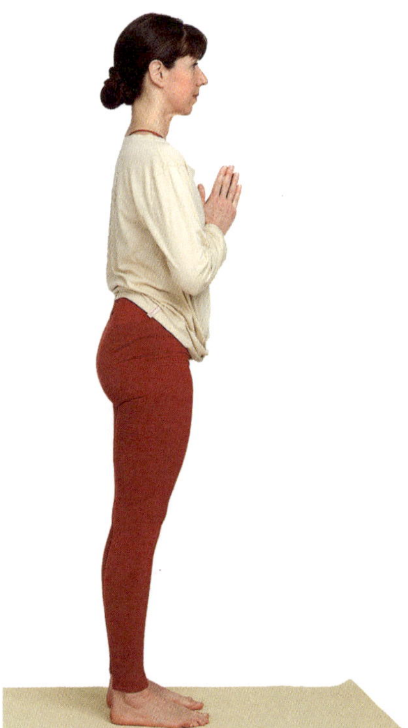

2

sur l'inspiration

Les bras levés
Hasta uttanasana

En inspirant, tendez les bras vers le ciel et étirez-vous des talons jusqu'au sommet du crâne. Placez le poids du corps légèrement sur vos talons afin de prolonger l'étirement. Serrez un peu les fessiers pour ne pas trop vous cambrer et protéger le dos.

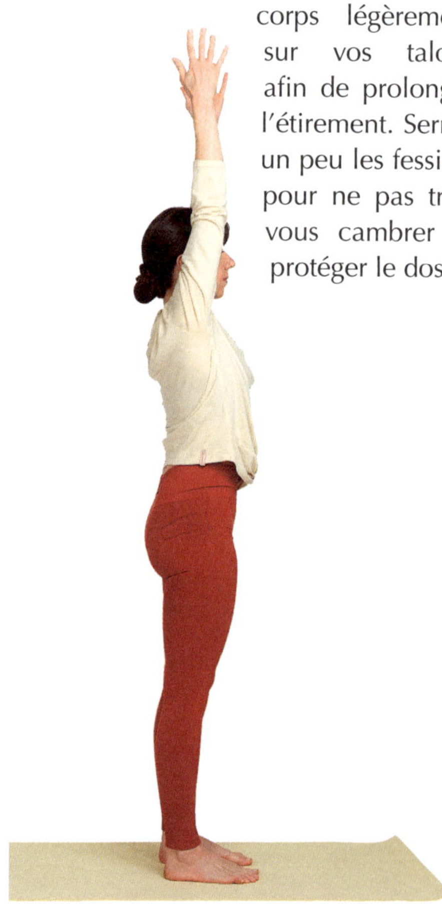

3

sur l'expiration

La pince debout
Uttanasana

En expirant, descendez vers l'avant, pliez éventuellement les genoux, afin de poser vos mains à plat sur le sol en alignant bien les orteils et les doigts de vos mains.

4

sur l'inspiration

La fente avant
Ashwa sanchalanasana

En inspirant, faites un grand pas en arrière avec votre jambe droite et posez votre pied droit, votre tibia et votre genou sur le sol. Regardez vers le ciel.

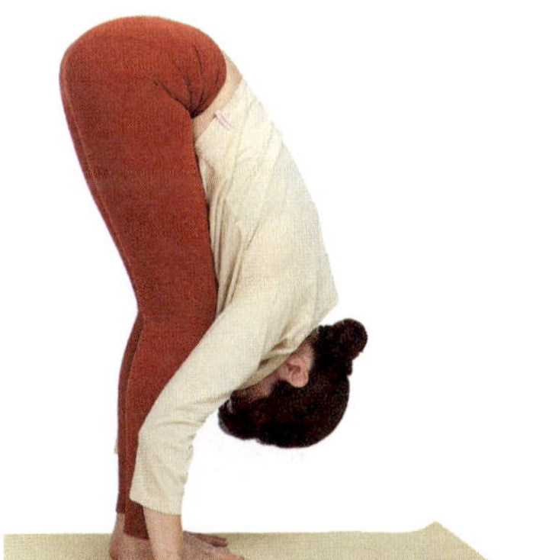

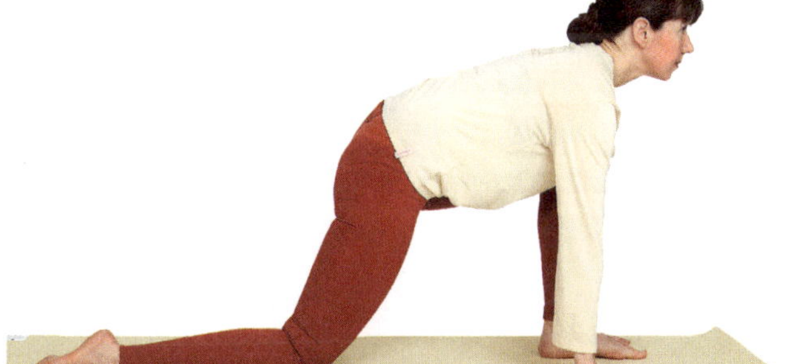

5

en rétention du souffle
poumons pleins

La planche
Kumbhakasana

Décollez le genou et le tibia droits du sol et crochetez les orteils dans le sol. Tendez la jambe droite. Amenez la jambe gauche à côté de la droite, tendez-la et retenez votre respiration pendant un court instant. Maintenez le corps parallèle au sol. Poussez bien les talons vers l'arrière, jusqu'à sentir vos cuisses se contracter et, en même temps, poussez le sommet du crâne vers l'avant. La sangle abdominale est active.

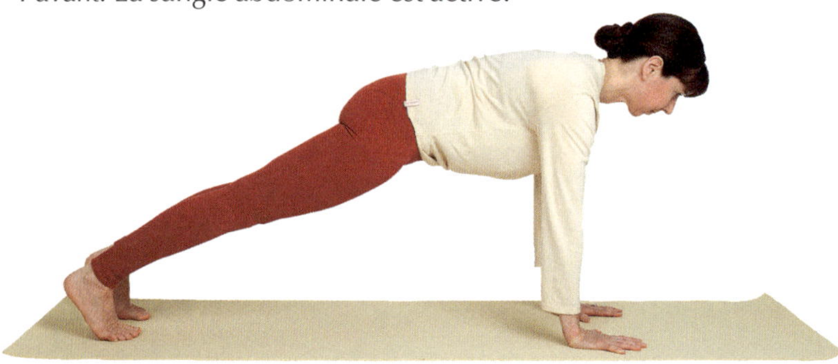

6

sur l'expiration

La salutation
Ashtanga namaskar

En expirant, posez d'abord les genoux au sol, puis la poitrine et le menton ou le front. Le ventre reste décollé du sol.

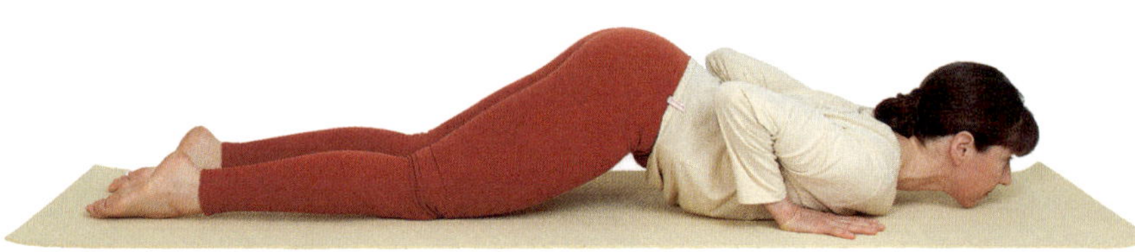

7

sur l'inspiration

Le cobra
Bhujangasana

En inspirant, posez le ventre à terre et soulevez légèrement la poitrine et la tête, en gardant les coudes bien serrés le long du corps et les épaules éloignées des oreilles.

8

sur l'expiration

Le chien tête en bas
Adho mukha svanasana

En expirant, soulevez les genoux, tendez les jambes, et montez les fessiers vers le ciel. Poussez très fort le sol avec vos mains et gardez la tête entre les bras. Votre dos et l'arrière de vos jambes s'étirent intensément.

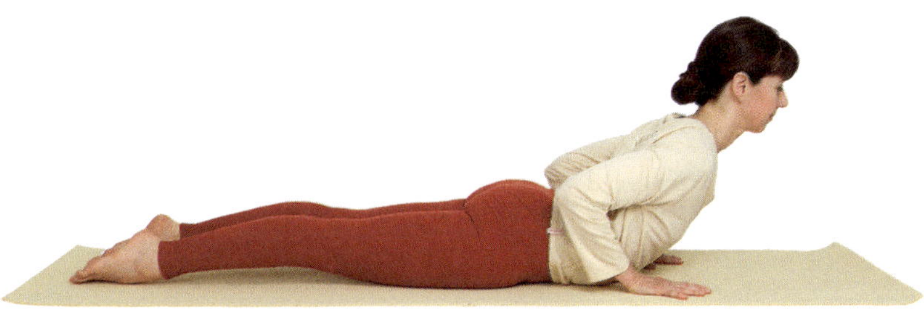

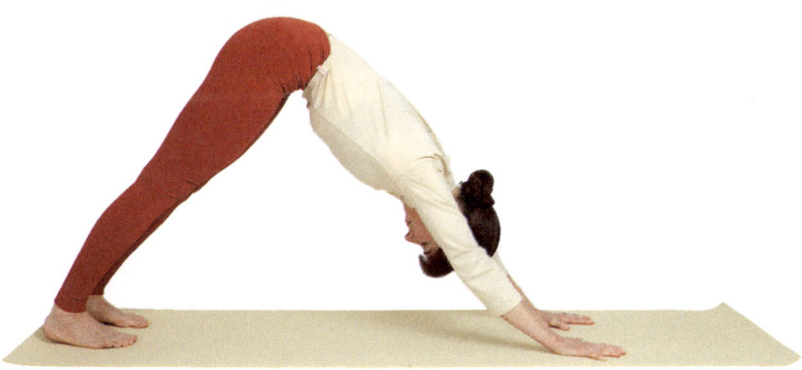

9

sur l'inspiration

La fente avant
Ashwa sanchalanasana

En inspirant, faites un grand pas en avant avec votre jambe droite et posez le pied droit sur le sol entre les mains. Le dessus du pied et le tibia gauches restent au sol (si vous avez du mal à placer directement votre pied entre vos mains, vous pouvez, pour l'avancer un peu, attraper votre cheville droite avec la main droite et amener ainsi le pied entre les mains). Regardez vers le ciel.

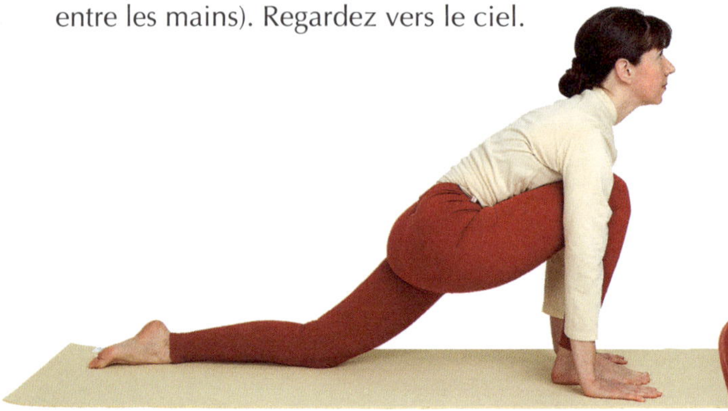

10

sur l'expiration

La pince debout
Uttanasana

En expirant, amenez le pied gauche à côté du droit. Pliez les genoux, si nécessaire, pour protéger votre dos.

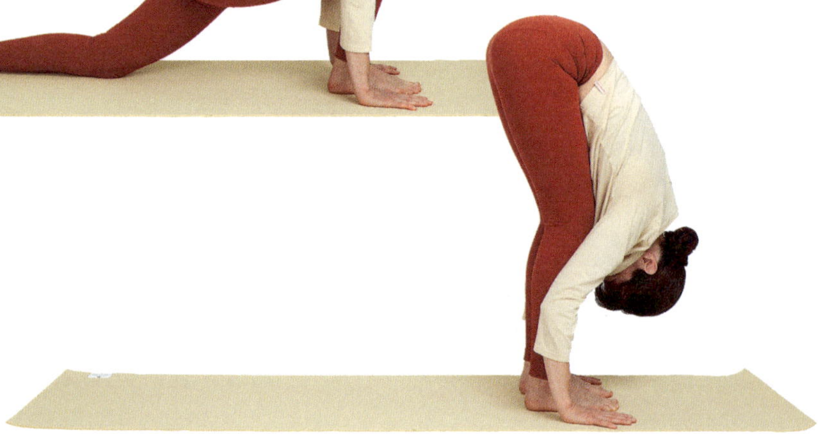

11

sur l'inspiration

Les bras levés
Hasta uttanasana

En inspirant, redressez-vous et étirez à nouveau les bras vers le ciel, sans laisser la tête partir vers l'arrière.

12

sur l'expiration

La montagne
Tadasana

En expirant, ramenez les bras le long du corps.

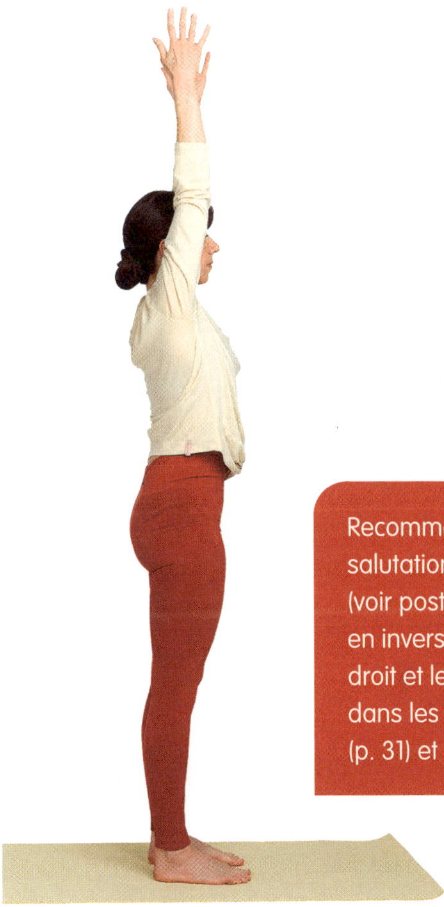

Recommencez la salutation au soleil (voir posture 1 p. 30) en inversant le pied droit et le pied gauche dans les postures 4 (p. 31) et 9 (p. 34).

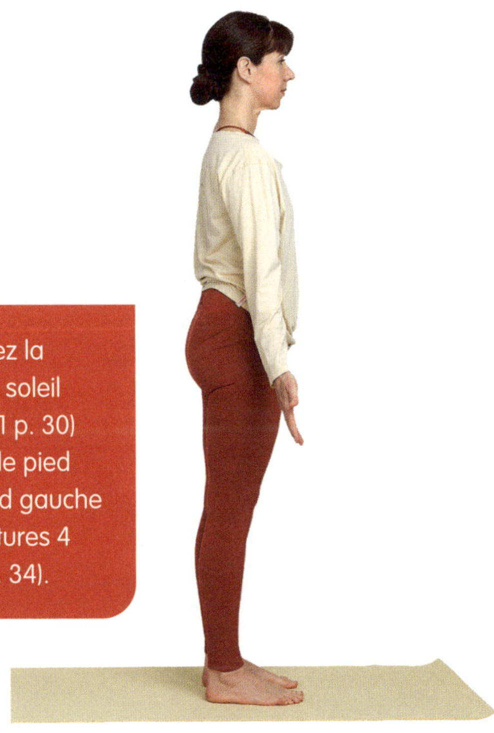

Enchaîner les postures de la séquence B

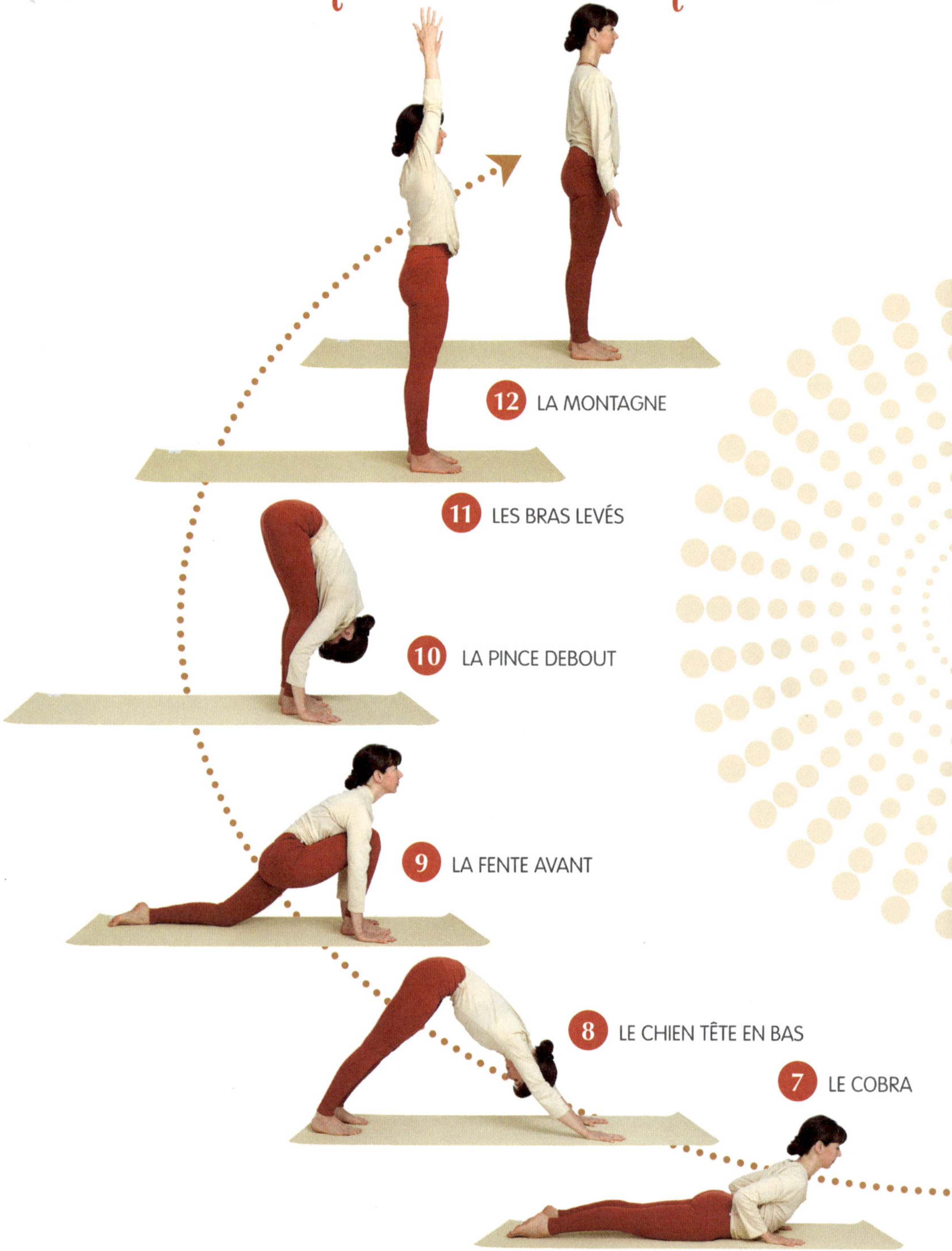
12 LA MONTAGNE
11 LES BRAS LEVÉS
10 LA PINCE DEBOUT
9 LA FENTE AVANT
8 LE CHIEN TÊTE EN BAS
7 LE COBRA

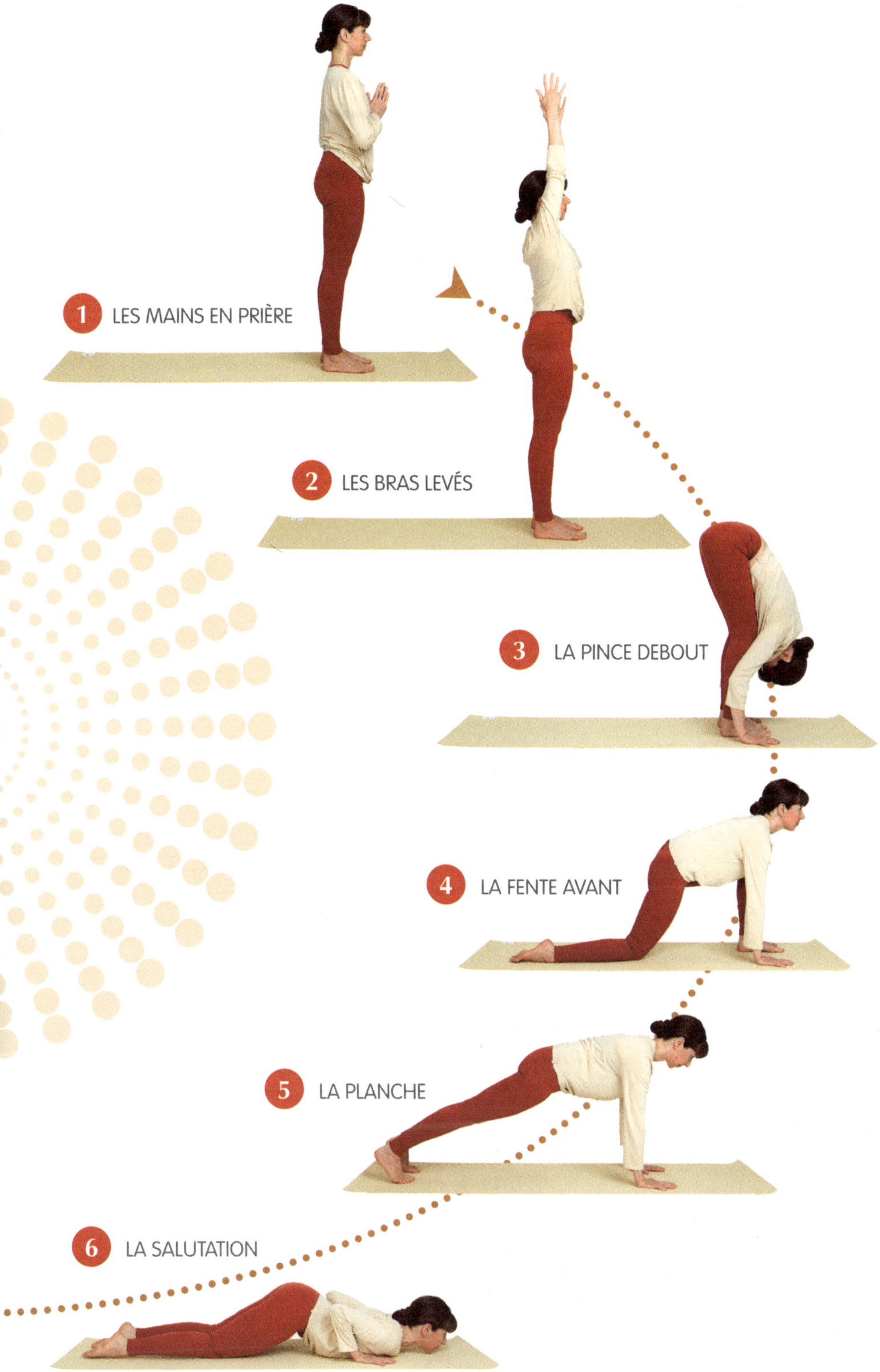
1 LES MAINS EN PRIÈRE
2 LES BRAS LEVÉS
3 LA PINCE DEBOUT
4 LA FENTE AVANT
5 LA PLANCHE
6 LA SALUTATION

La rotation de la conscience dans les parties du corps

Vous pouvez pratiquer allongé(e), assis(e) sur une chaise ou sur un coussin, le dos bien droit et les deux pieds bien ancrés dans le sol. Vous respirez naturellement.

Ressentez les points de contact de votre corps sur le support (sol ou chaise) et portez votre attention sur votre main droite. Lentement, ressentez et visualisez les parties du corps une à une en les nommant intérieurement :
– pouce de la main droite, index, majeur, annulaire, auriculaire ;
– paume de la main droite, dessus de la main, poignet, avant-bras, coude, bras, épaule, aisselle ;
– poitrine du côté droit, taille, hanche, cuisse, genou, mollet, tibia, cheville ;
– dessus du pied, talon, plante du pied, gros orteil, deuxième, troisième, quatrième puis cinquième orteil.

Passez au côté gauche et, de la même façon, lentement, nommez successivement chaque partie du corps en les ressentant et en les visualisant.

Puis, ressentez, visualisez et répétez mentalement : « Toute la jambe droite, toute la jambe gauche, les deux jambes ensemble… Tout le bras droit, tout le bras gauche, les deux bras ensemble… Tout le buste… Tout le dos… Toute la tête… Tout le corps… Tout le corps… Tout le corps (à répéter 3 fois) ». Respirez profondément 3 fois.

[Silence de 30 secondes ou plus, selon le temps dont vous disposez]

Visualisez un endroit où vous vous sentez bien, dans la nature. Vous êtes dans cet espace, loin du corps et du mental, et vous vous y ressourcez profondément.

La méditation dure environ 10 minutes (cela peut être plus ou moins selon le temps dont vous disposez). Afin de pouvoir bénéficier pleinement des bienfaits de cette pratique, demandez à quelqu'un de vous la lire lentement, en respectant les temps de silence, ou écoutez l'enregistrement proposé avec ce livre.

Pour télécharger cet enregistrement, rendez-vous sur :
www.esprityoga.fr/podcasts/yoga-sante

La rotation de
la conscience dans les
parties du corps vous permet
d'entrer en connexion profonde
avec votre corps, vous amène
à un état de grande détente
et vous guide vers la
méditation.

[Silence de quelques minutes, selon le temps dont vous disposez]

Revenez doucement vers votre corps : sentez à nouveau ses points de contact avec le sol ou la chaise. Respirez profondément. Bougez les doigts, les orteils, puis étirez-vous et bâillez. Ouvrez les yeux. Vous voilà ressourcé(e) pour continuer la journée ou vous endormir paisiblement.

Instiller du mouvement dans la vie quotidienne

CHANGEZ VOS HABITUDES

La sédentarité s'apparente plus à un mode de vie qu'à une pathologie particulière ou qu'à un manque d'esprit sportif. Cela signifie qu'il va falloir changer vos habitudes, donc sortir de votre zone de confort, prendre du recul pour évaluer vos réflexes de sédentaire et décider de façon très déterminée d'en finir avec eux.

Si vous avez déjà une pathologie liée à la sédentarité, la motivation sera sans doute plus grande, mais il sera peut-être difficile au départ d'aller vers une vie plus « mouvementée ». Cependant, les résultats peuvent arriver rapidement et il faudra alors continuer et tenir, sans revenir aux mauvaises habitudes. **Si vous vous prenez en main à titre préventif, ce sera sans doute plus facile au début.** Mais il faudra, là aussi, tenir sur la durée. Il est très difficile de se débarrasser d'une mauvaise habitude, mais il est terriblement facile de la reprendre !

FIXEZ-VOUS DES OBJECTIFS RÉALISABLES

Inspirez-vous de la méthode Kaizen : faites de petits pas, de façon continue, par étapes, pour arriver à votre objectif plus ou moins lointain, qui pourrait *a priori* vous sembler inaccessible. **Le but étant de bouger au moins 30 minutes par jour, commencez par 5 minutes, jusqu'à ressentir que cela n'est plus un effort.** Vous pourrez alors ajouter un peu de temps, un nouvel exercice, et ainsi de suite, sans modification radicale, mais en progression continue et confortable.

Par exemple, **si vous prenez les transports en commun, descendez une station avant la vôtre** et finissez le chemin à pied, qu'il vente ou qu'il neige. Ce sera l'occasion de vous vider un peu la tête avant de rentrer chez vous et peut-être aussi d'expérimenter la marche méditative (voir p. 80). Ou alors, **avant de faire démarrer votre voiture, étirez-vous et faites pendant 2 minutes des mouvements articulaires** comme ceux proposés dans la séquence C. Votre conduite n'en sera que plus sereine. Ou encore, **remplacez les pauses-café ou cigarette par des pauses respiration et marche. Prenez l'escalier plutôt que l'ascenseur. Essayez d'éviter les transports et la voiture.** Bien sûr, cela demande de s'organiser un peu pour prendre le temps de la marche ou du vélo, mais, au final, quelle satisfaction de sentir ses muscles se renforcer et son cœur battre, sans compter le bonheur de participer à un environnement moins pollué !

Soyez créatif et faites-vous plaisir ! Plaisir et mouvement marchent main dans la main. Car le mouvement, c'est la vie, rappelons-le nous à chaque instant. Ne pas bouger, c'est s'enfermer émotionnellement. Quand nous sommes tristes, bien souvent, nous avons le réflexe de ne plus vouloir rien faire. Pourtant nous savons bien que nous devons nous forcer un peu à bouger, à sortir, pour que tout aille déjà un peu mieux. Cet effort pour aller mieux, ou juste pour aller bien, au lieu de sombrer dans la déprime ou la maladie, est un investissement sur le long terme. Et plus vous commencerez tôt, mieux cela sera pour votre santé à long terme. Toutefois, il n'y a pas d'âge, de condition physique, ni aucun prérequis pour se prendre en main.

Une fois ces petits objectifs réalisés, vous les oublierez et ne vous forcerez même plus ! Tout comme vous laver les dents, cela deviendra une véritable hygiène de vie.

FAITES DES EXERCICES DE YOGA, VOIRE UN SPORT CARDIO

Au fur et à mesure, vous pourrez ajouter des exercices de yoga au fil de votre journée :

– salutation au soleil le matin au réveil (voir séquence B, p. 28-37) ;
– mouvements articulaires sur une chaise si vous travaillez au bureau, séquencés en petites pratiques de 2 minutes (voir séquence C, p. 44-57) ;
– marche et respiration sur la pause déjeuner ;
– marche pour rentrer du travail (voir p. 80) ;
– rotation de la conscience avant de vous endormir (voir p. 38).

Pour compléter votre pratique yogique, vous pouvez réserver 1 heure dans la semaine à la pratique d'un sport cardio. Demandez l'avis de votre médecin, qui vous conseillera sans doute ce qui convient le mieux à votre condition physique.

ALLIEZ VOS LOISIRS À UN MODE DE VIE MOINS SÉDENTAIRE

Achetez un gros ballon de type Swiss Ball, sur lequel vous pourrez vous asseoir pour travailler, mais aussi pour regarder votre série préférée. Cet accessoire vous oblige à garder le dos droit et, pour garder l'équilibre, vous faites travailler vos abdominaux. Vous avez follement envie d'une pizza ? **Pourquoi ne pas privilégier le *clic & collect* à pied plutôt que la livraison à domicile ?** Un rendez-vous avec un ami ? **Pourquoi ne pas proposer une grande promenade au lieu d'un rendez-vous au café du coin ?** Envie d'écouter votre musique favorite ? Hard rock ou classique, toute musique invite à la danse. **Alors montez le son, et dansez !**

La respiration de la joie

Cet exercice de respiration très dynamique a pour objectif de vous ouvrir à la joie. Il vous permet d'inspirer beaucoup d'air en ouvrant la cage thoracique en grand, puis de relâcher les tensions dans une expiration profonde, comme si vous poussiez un énorme soupir. Pour en augmenter l'effet, souriez pendant l'exrcice.

Tenez-vous debout, les deux pieds bien ancrés dans le sol, jambes légèrement écartées. L'inspiration se fait en 3 temps et en 3 mouvements :
a inspirez un petit peu en montant vos bras bien tendus vers le ciel ;
b inspirez encore un petit peu en ouvrant vos bras en grand sur les côtés ;
c inspirez une troisième fois en remontant les bras tendus vers le ciel.

Puis expirez par la bouche en laissant tomber votre buste et vos bras vers le sol **d**. Si votre dos est fragile, pliez les jambes avant de descendre vers l'avant. Remontez sur un début d'inspiration en levant les bras tendus vers le ciel. Si votre dos est fragile, remontez plus lentement, en déroulant votre dos doucement. Puis continuez avec les phases **b** et **c** de l'inspiration. Faites environ 10 répétitions.

Si vous en avez envie, n'hésitez pas à soupirer ou à crier à l'expiration, afin de relâcher un maximum de tensions.

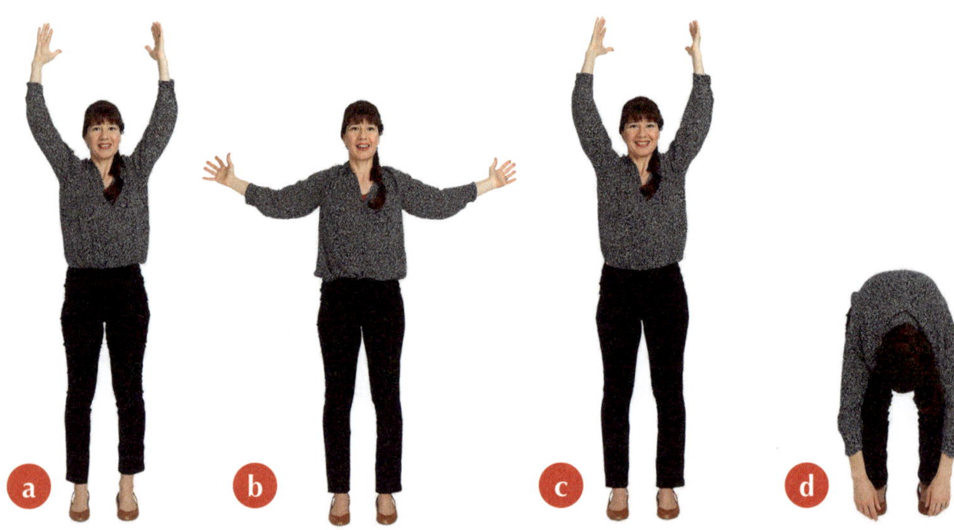

Bouger sur place

Debout, les jambes écartées d'une largeur légèrement supérieure à celle de votre bassin, commencez par le mouvement des bras, qui restent tendus pendant tout l'exercice: levez-les devant vous jusqu'à ce qu'ils soient parallèles au sol (a), baissez-les vers le sol, puis remontez-les par l'arrière en décrivant un cercle (b).

Pour les jambes, le mouvement est facile également. En expirant, pliez les genoux pour vous accroupir (c), puis en inspirant dépliez les jambes. Si vos genoux sont fragiles, fléchissez-les moins, sans vous accroupir complètement.

Reste maintenant à coordonner les mouvements des bras, les mouvements des jambes et la respiration. Commencez debout, les bras tendus à l'horizontale devant vous. Sur une expiration, pliez les genoux et descendez les bras vers le sol et, sur une inspiration, retendez les jambes et ramenez les bras par l'arrière en arc de cercle, puis à la verticale. Sur l'expiration suivante, vos bras reviennent parallèles au sol devant vous. Inspirez à nouveau avant de recommencer le mouvement. Faites l'exercice 10 fois ou plus en respirant toujours avec le nez.

Si à la fin des répétitions vous vous sentez un peu essoufflé(e), restez debout sans bouger et allongez progressivement vos expirations. Cela vous aidera à reprendre votre souffle, à calmer les battements de votre cœur et à trouver ce moment de sérénité si agréable qui suit la pratique.

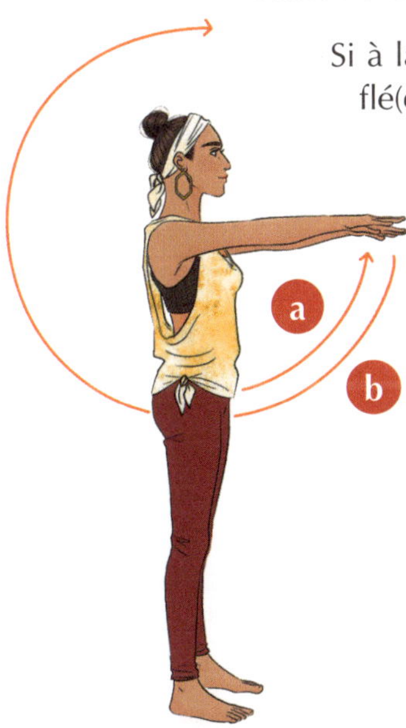

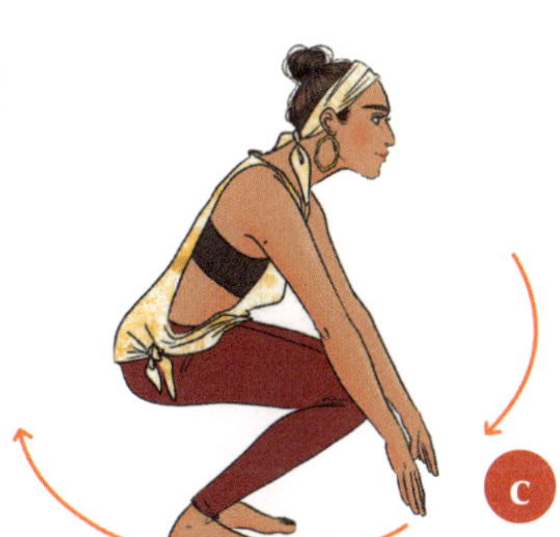

SÉQUENCE C

Bouger sur sa chaise

Cette séquence vous permet de pratiquer sur une chaise, à la maison ou au bureau, en un temps très limité. Nous sous-estimons parfois les petits mouvements articulaires, dans l'idée qu'ils sont réservés aux personnes âgées. Or, nous devons prendre soin de nos articulations tout au long de notre vie.

POUR QUI ?

Pour tous

QUAND ?

Tous les jours si vous le souhaitez

BÉNÉFICE PRINCIPAL

Entretient les fascias et toutes les articulations du corps, dénoue les éventuelles crispations liées au stress, fait circuler l'énergie

DURÉE

10 minutes

ACCESSOIRE

- 1 chaise

Quand vous bougez vos articulations en conscience, au rythme des respirations :
– vous dénouez vos articulations, qui restent donc fonctionnelles et, ainsi, vous prévenez l'arthrose ;
– vous stimulez vos fascias, membranes qui entourent toutes les parties de votre corps (muscles, organes) et qui ont besoin de mouvement pour conserver leur élasticité ; vos muscles ont alors une plus grande amplitude de mouvement ;
– vous prenez soin de chaque partie de votre corps et ressentez ainsi un bien-être des pieds à la tête ;
– vous éliminez beaucoup de stress ;
– vous vous concentrez un instant sur vous-même et vos sensations, ce qui est déjà un premier pas vers la méditation.

Précautions et conseils de pratique

• Les exercices qui suivent peuvent se pratiquer à n'importe quel moment de la journée, sans que vous ayez besoin de vous changer ou de vous lever de votre chaise. Ils sont très simples, mais cela n'enlève rien à leur efficacité.

• Pour que ces exercices soient vraiment bienfaisants, pensez à adapter votre vitesse d'exécution à votre respiration et à les faire en toute conscience, en essayant de ressentir le plus possible, de l'intérieur, ce qu'ils procurent à votre corps.

• Dans la mesure du possible, fermez les yeux. Cela vous aidera à mieux vous concentrer sur ce que vous faites et à profiter pleinement de l'effet déstressant de cette pratique.

• Ces exercices en position assise ne vous exonèrent pas de passer aussi du temps debout. Si cela vous est possible, après cette séquence, levez-vous et faites au moins le tour de votre bureau ou un aller-retour à la machine à café (sans en boire un pour autant !).

• Le nombre de répétitions est indicatif. Si vous avez le temps, vous pouvez répéter chaque mouvement une douzaine de fois.

1

La détente et la dynamisation des jambes

La flexion/extension des orteils

Si possible, pour faire cette série d'exercices, enlevez vos chaussures.

Assis au fond de votre chaise, le dos bien droit, tendez les jambes devant vous. Les pieds sont en flexion. En inspirant, pointez vos orteils comme pour faire des pointes 1a, en expirant ramenez-les vers vous 1b. Répétez le mouvement 5 fois.

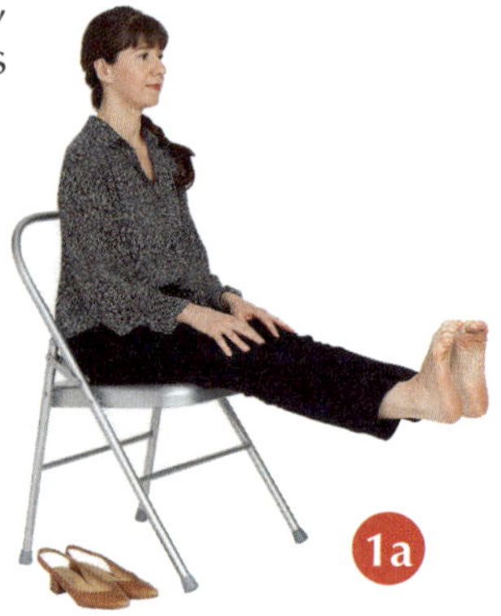
1a

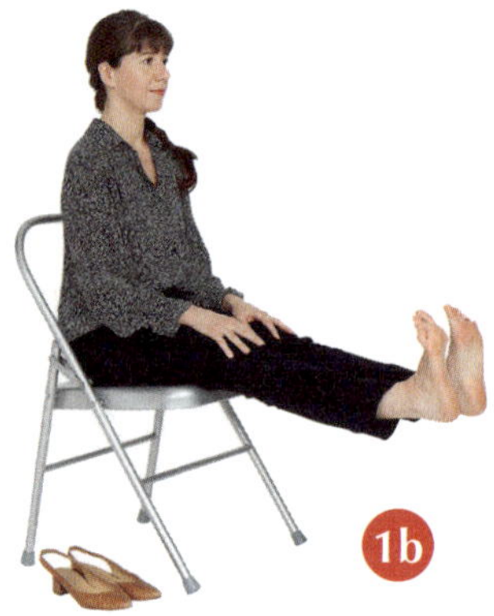
1b

La rotation des chevilles

Dessinez des cercles avec vos chevilles : 5 rotations dans un sens, puis 5 rotations dans l'autre sens. Inspirez sur la première moitié du cercle 1c et expirez sur la seconde moitié 1d.

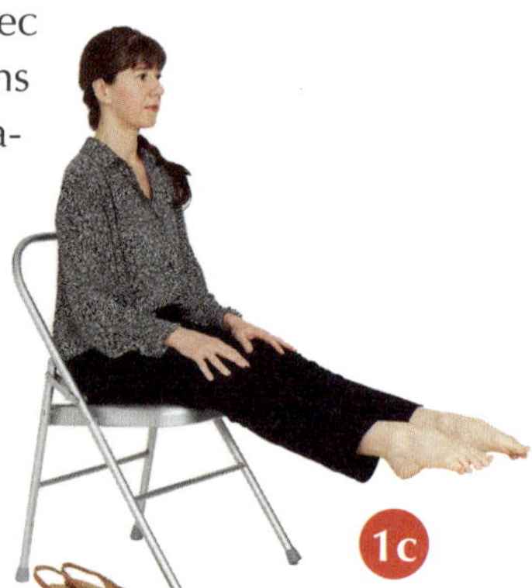
1c

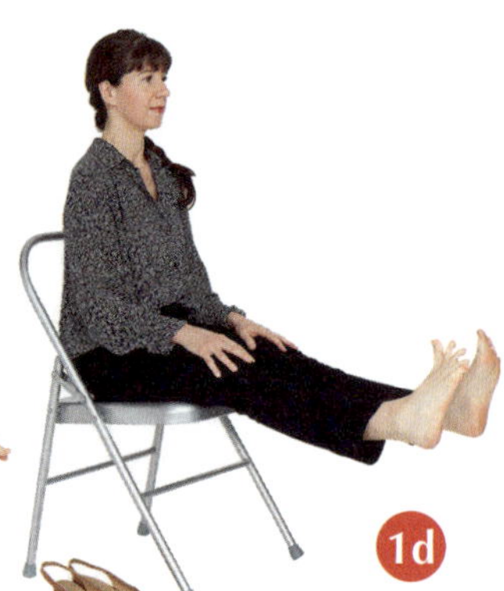
1d

Cette série d'exercices détend et dynamise les jambes.

La rotation des genoux

Soutenez l'arrière de votre cuisse gauche avec vos mains et soulevez le pied gauche du sol. En faisant rouler votre genou sur lui-même, faites 5 cercles dans un sens, puis 5 cercles dans l'autre. Inspirez sur la première moitié du cercle et expirez sur la seconde moitié. Refaites l'exercice avec le genou droit.

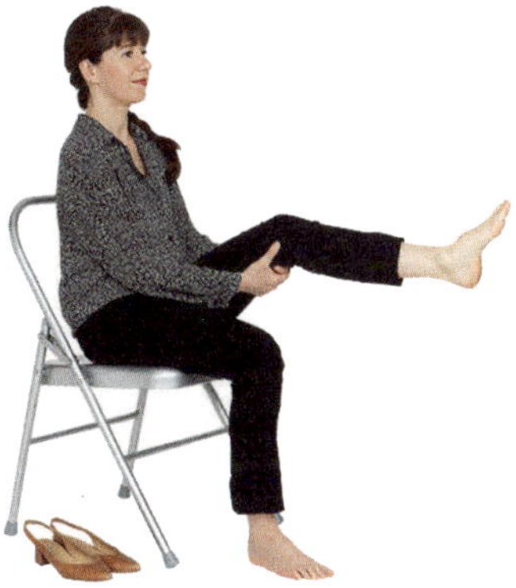

L'assouplissement des hanches

Reposez les pieds au sol. Ouvrez 5 fois la jambe droite vers l'extérieur pour assouplir la hanche droite. Ouvrez en inspirant et ramenez la jambe vers l'autre en expirant. Recommencez avec la jambe gauche.

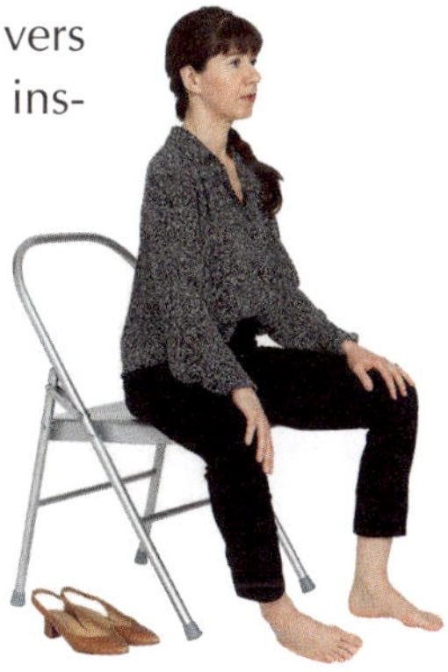

2

La dynamisation des bras

L'ouverture/fermeture des mains

Tendez les bras devant vous, en gardant les épaules bien éloignées des oreilles. Vos mains sont levées, paumes vers l'extérieur. Fermez 2a et ouvrez 2b vos mains le plus rapidement possible, jusqu'à avoir les mains bien chaudes, voire un peu transpirantes. Respirez naturellement. Pour cet exercice, le mouvement des mains est plus rapide que votre respiration.

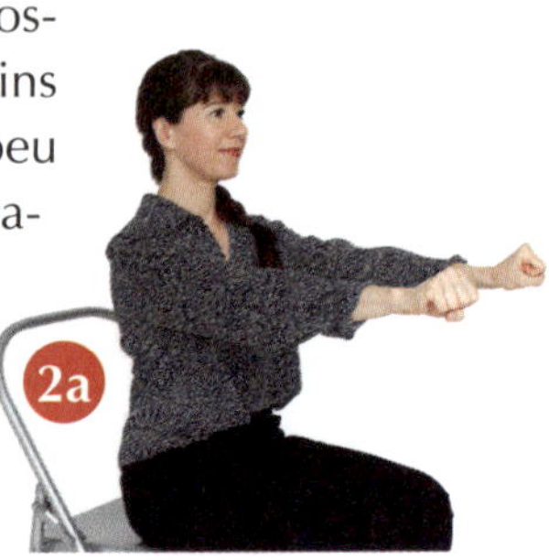

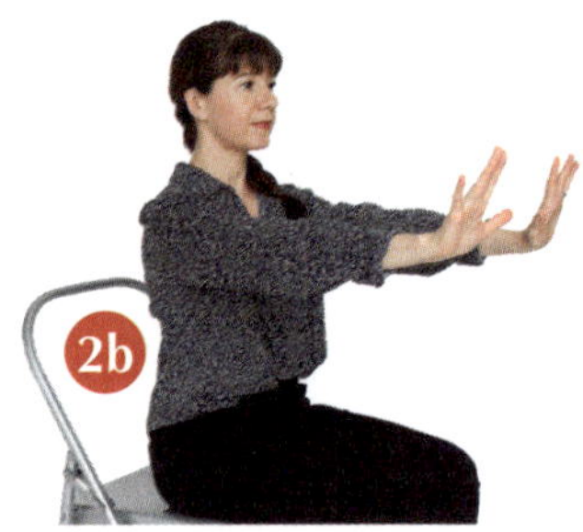

La rotation des poignets

Tout en gardant les bras tendus devant vous, tracez lentement des cercles avec vos poignets, poings fermés : 5 cercles dans un sens 2c, puis 5 cercles dans l'autre sens 2d. Inspirez sur la première moitié du cercle et expirez sur la seconde moitié.

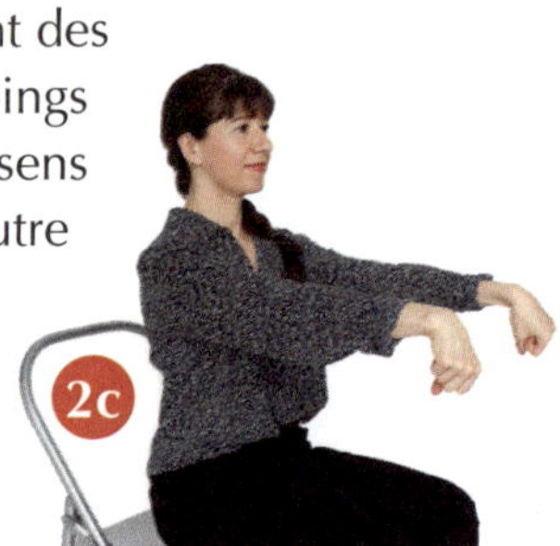

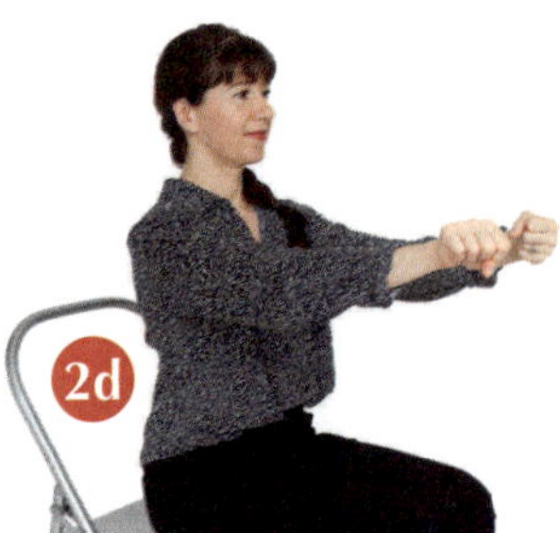

Cette série d'exercices détend et dynamise les bras.

L'assouplissement des épaules

Bras tendus devant vous, en expirant pliez les coudes et ramenez les mains vers vos épaules 2e. En inspirant, tendez les bras devant vous, les mains restent ouvertes 2f. Faites 5 fois ce mouvement.

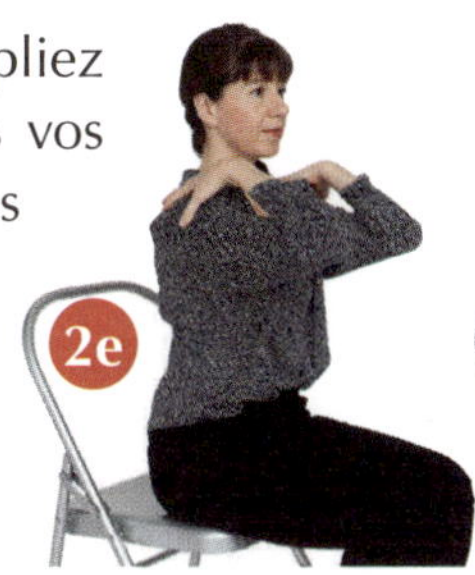

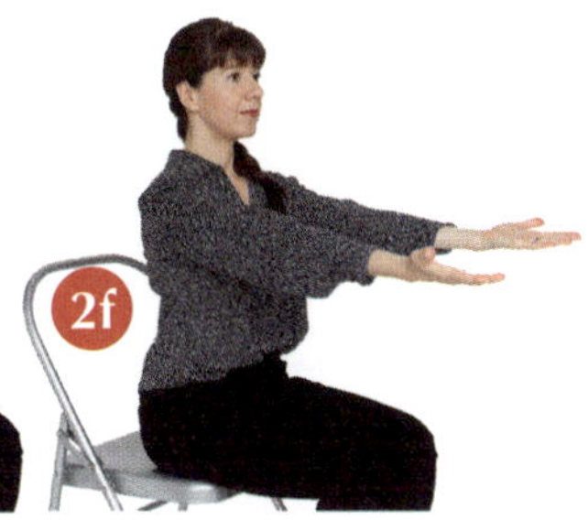

La rotation des épaules

Posez les mains sur les épaules 2g et dessinez des cercles avec les coudes : un cercle vers l'avant avec le coude droit, un cercle vers l'arrière avec le coude gauche 2h. Continuez ainsi pour rouler vos épaules 5 fois sur elles-mêmes. Inspirez sur la première moitié du cercle et expirez sur la seconde moitié. Ensuite, changez de sens.

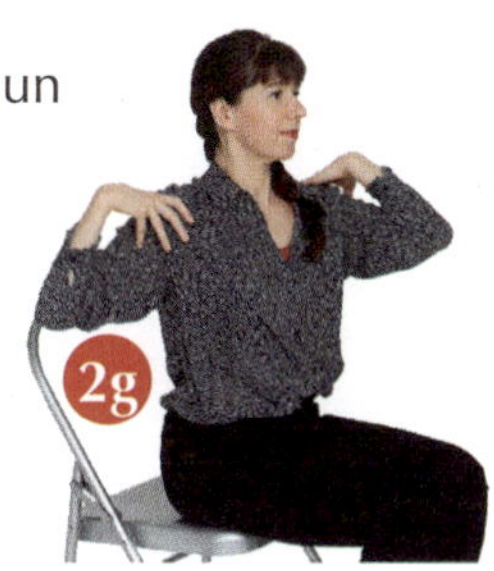

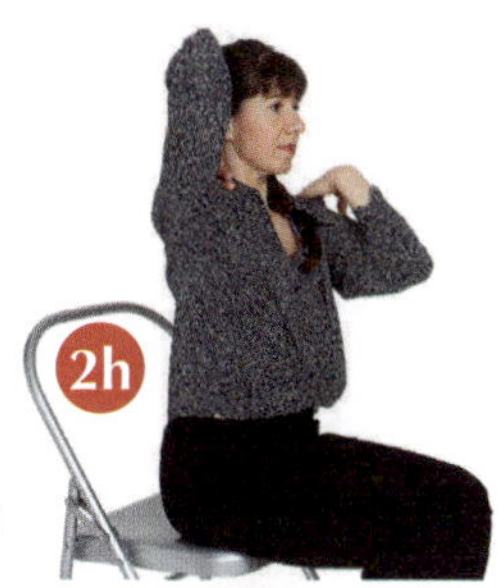

La détente des épaules

Tendez les bras le long du corps, poings serrés. En respirant naturellement, faites monter et descendre vos épaules, dans un mouvement de secousse. Faites ce mouvement 10 fois ou plus, jusqu'à ce que vous sentiez vos épaules bien détendues.

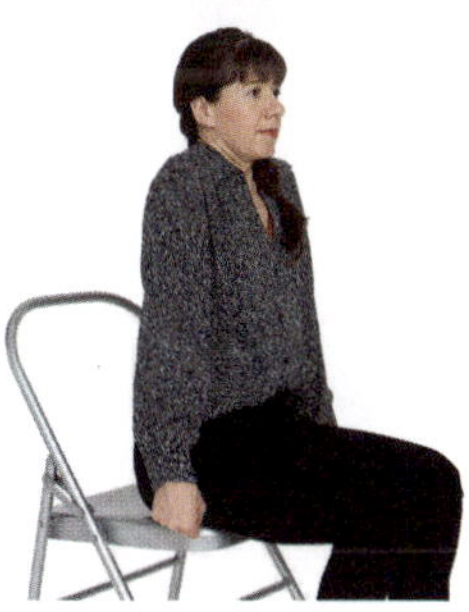

3

L'étirement du buste et du dos

Placez vos pieds bien à plat sur le sol et redressez le dos. Idéalement, vous êtes assis(e) sur vos ischions et votre périnée.

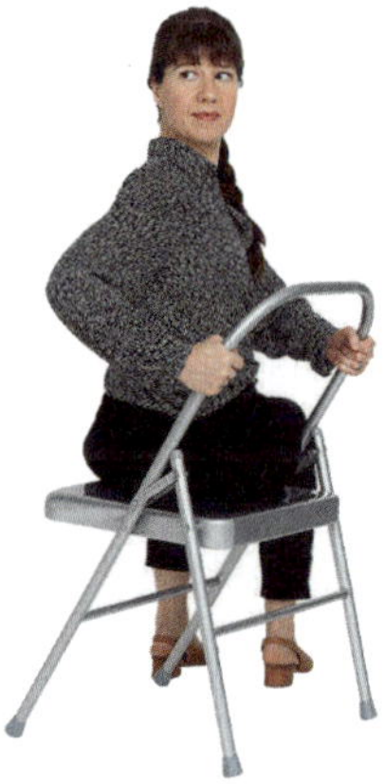

La petite torsion

Asseyez-vous sur le côté droit de votre chaise. Attrapez le dossier, une main de chaque côté, les coudes bien ouverts. Inspirez en vous grandissant et, en expirant, tournez le buste au maximum vers la droite en regardant le plus loin possible à droite. Maintenez la posture pendant 5 respirations. Changez de côté et répétez la torsion à gauche.

L'assouplissement de la colonne

Asseyez-vous sur votre chaise, mains sur les cuisses, menton parallèle au sol. Inspirez et poussez la poitrine vers l'avant le plus possible 3a sans trop forcer pour ne pas vous faire mal. En expirant, arrondissez le plus possible le haut du dos 3b. Recommencez 5 fois. Gardez le menton parallèle au sol, c'est seulement le dos qui bouge.

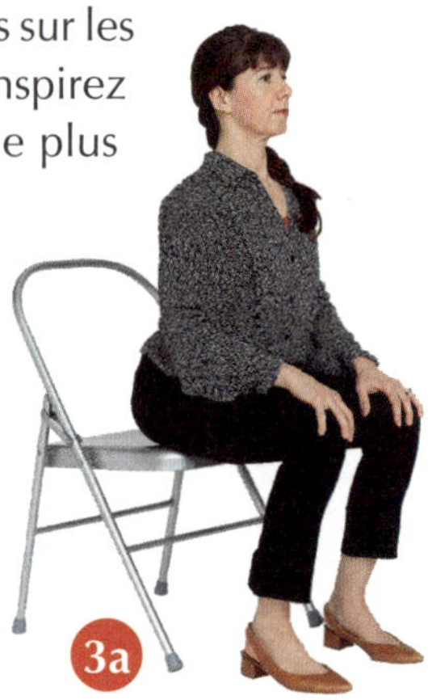

3a

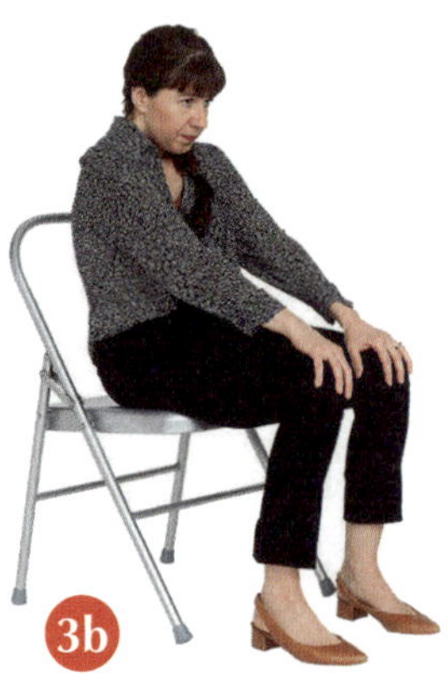

3b

Étirer régulièrement les trapèzes, les épaules et les cervicales, très sollicités par l'usage intensif de l'ordinateur, permet de dissiper les tensions qui s'accumulent dans le dos.

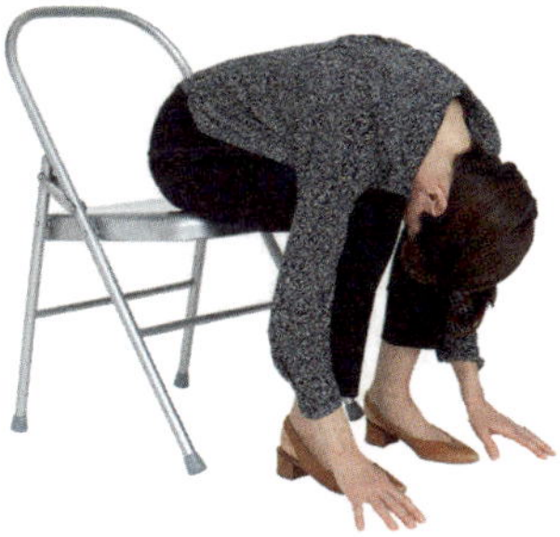

La flexion avant assise

Sur une expiration, penchez-vous vers l'avant en laissant vos mains glisser le long de vos jambes. Relâchez bien la tête et restez dans cette position pendant environ 5 longues respirations. Puis, sur une inspiration, redressez lentement le dos en déroulant progressivement la colonne vertébrale à partir du bas.

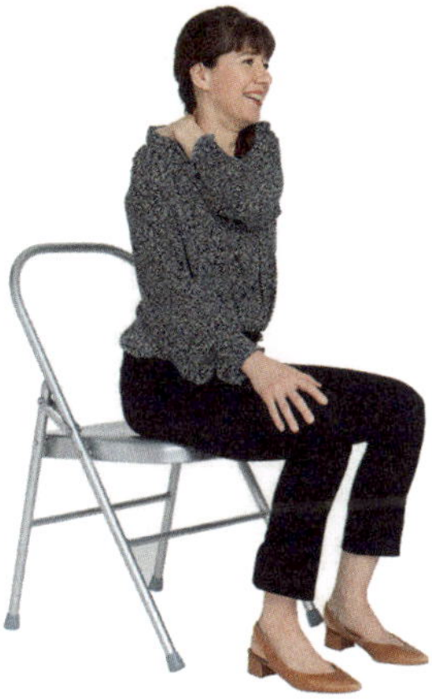

Le massage des trapèzes

Attrapez fermement le trapèze droit dans votre main gauche. Avec votre épaule droite, tracez 5 grands cercles dans un sens, puis 5 grands cercles dans l'autre sens, en gardant la main en contact avec le muscle. Coordonnez vos mouvements avec votre respiration. Recommencez avec le trapèze gauche.

3

L'étirement du buste et du dos (suite)

La tête de vache

Mettez le bras gauche derrière le dos et montez la main gauche le plus possible entre les omoplates. Levez le bras droit, pliez le coude et descendez la main droite jusqu'à attraper la main gauche 3c si vous pouvez. Si vous n'y arrivez pas attrapez le tissu de votre vêtement avec vos deux mains 3d en les rapprochant le plus possible l'une de l'autre mais en gardant le dos bien droit. Respirez tranquillement 5 fois, en ouvrant bien la poitrine et en étirant le coude gauche vers le bas et le coude droit vers le haut. Recommencez en inversant la position des bras.

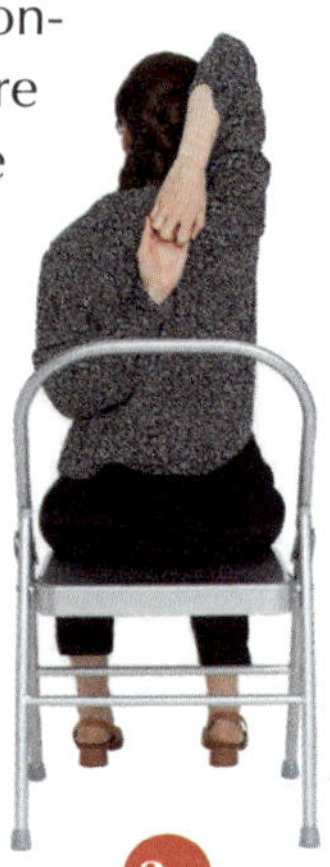
3c

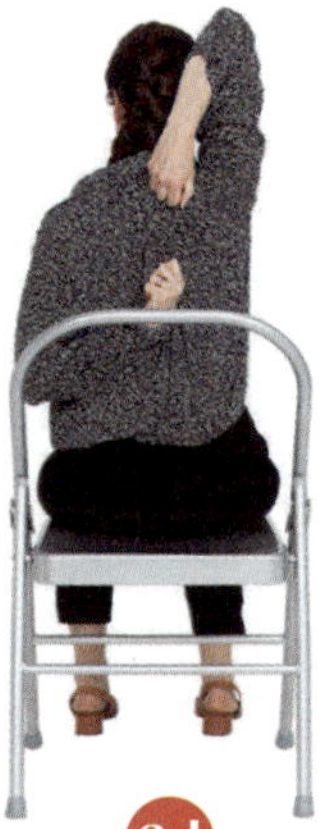
3d

Les cercles avec la tête

En gardant les épaules bien basses et les mâchoires fermées mais non crispées, tracez très lentement un cercle avec votre tête, de droite à gauche, sur la durée d'une respiration complète : inspirez en montant la tête du côté droit, expirez en la redescendant du côté gauche. Puis changez de sens. Faites encore 4 cercles de chaque côté en alternant le sens à chaque fois afin d'éviter d'avoir la tête qui tourne. Il est préférable de garder les yeux fermés pour éviter les tensions dans les cervicales.

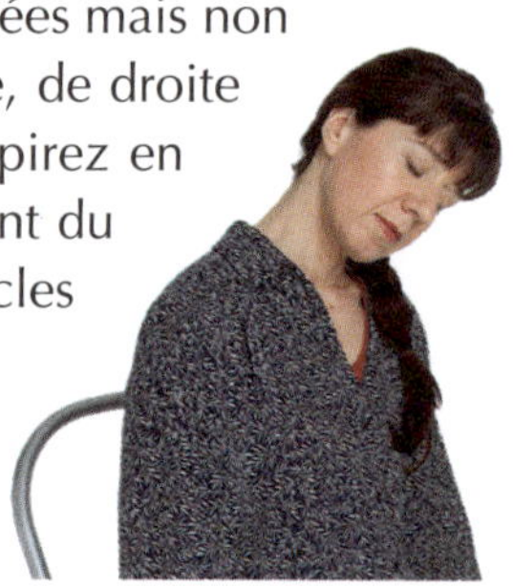

S'étirer régulièrement peut permettre d'éviter un mal de dos pathologique

Le grand étirement

Gardez le dos bien droit, entrelacez vos doigts et sur une longue inspiration levez les bras en retournant les paumes vers le ciel et tendez les jambes. Bâillez longuement tout en étirant bien vos bras au-dessus de la tête. Sur une expiration, redescendez les bras et reposez les pieds au sol. Répétez ce mouvement jusqu'à ce que les tensions se soient relâchées.

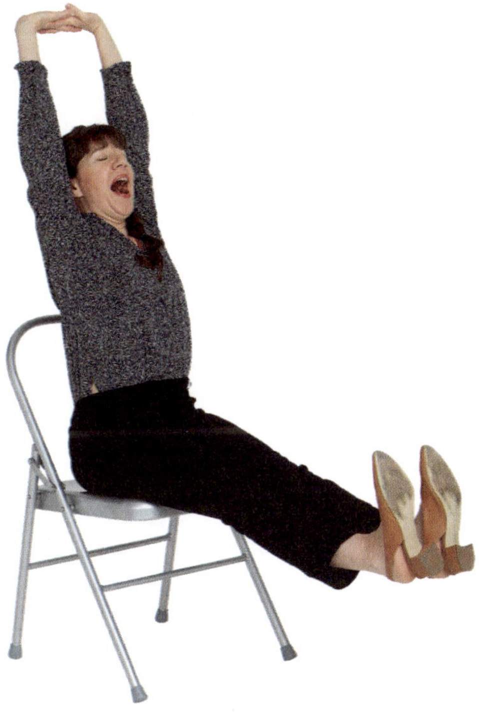

4

La détente de la tête et des yeux

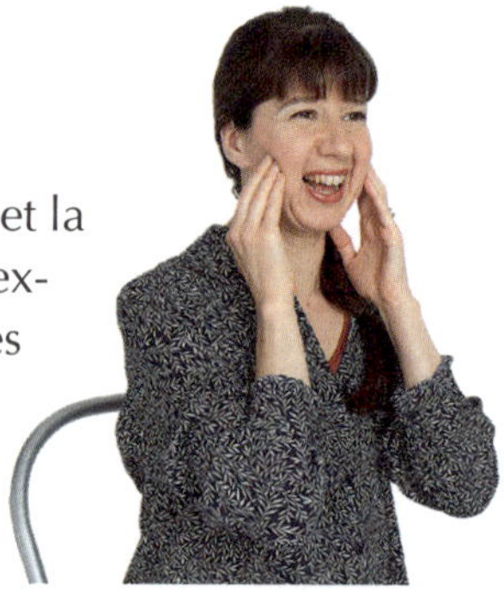

Le massage autour des mâchoires

Faites un O avec la bouche en étirant bien le menton et la lèvre supérieure vers le bas. Restez le temps d'une expiration et recommencez 2 fois. Massez vos mâchoires du bout des doigts. Puis faites des « Brrrrrr » en expirant, lèvres rapprochées, de façon à faire vibrer vos lèvres.

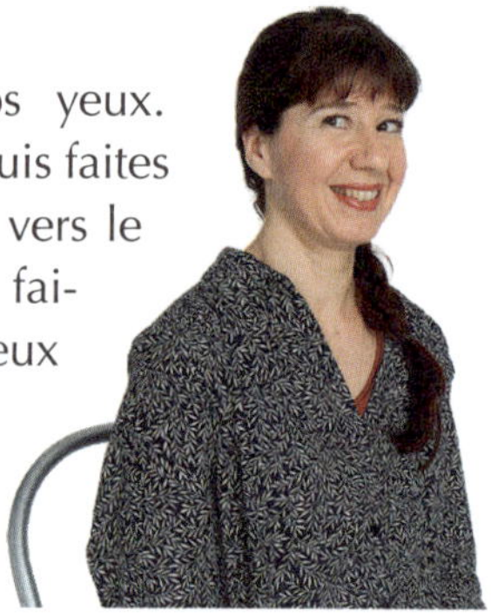

Les cercles avec les yeux

Sans bouger la tête, faites des cercles avec vos yeux. Commencez par regarder vers le ciel au maximum, puis faites rouler vos globes oculaires lentement vers la droite, vers le bas, vers la gauche et vers le haut. Recommencez en faisant un cercle dans l'autre sens. Puis fermez les yeux un instant. Vous pouvez frotter vos paumes de mains l'une contre l'autre pour les réchauffer, puis les placer en coque autour des paupières afin de détendre les muscles oculaires.

Masser le visage, reflet de nos crispations émotionnelles, détend énormément.

Le massage autour des yeux et du front

Placez vos index et vos majeurs sur l'extrémité intérieure de vos sourcils et suivez la ligne des sourcils vers l'extérieur 4a. Recommencez 2 fois. De la même façon, sans pression (la peau sous les yeux est fine et fragile), effleurez le dessous des yeux de l'intérieur vers l'extérieur. Enfin, placez une main sur votre front, remontez-la vers les cheveux et enchaînez le massage avec l'autre main 4b. Recommencez ce massage 3 ou 4 fois.

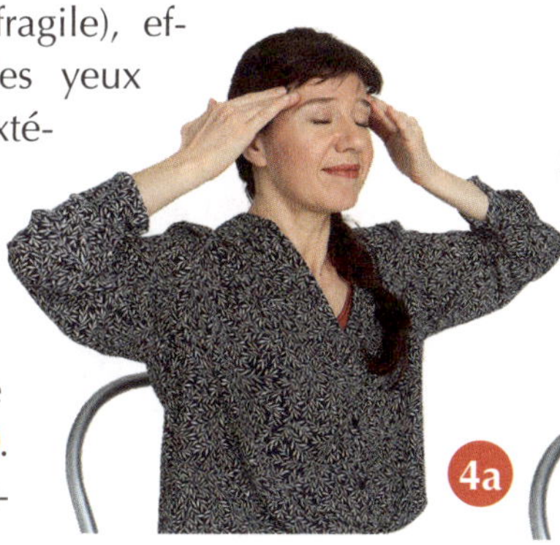
4a

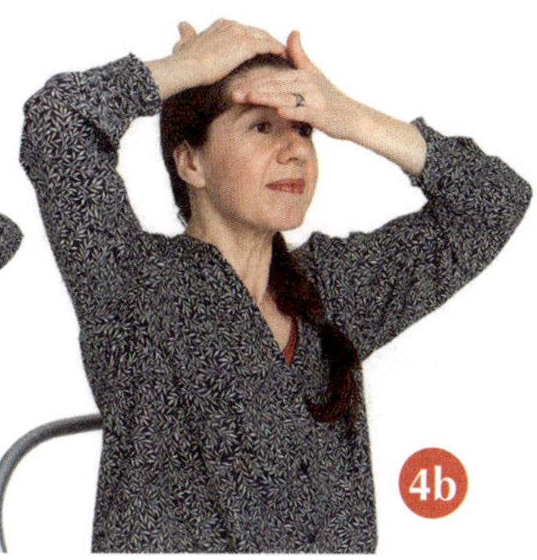
4b

Le massage crânien

Massez votre cuir chevelu du bout des doigts en le faisant bien bouger 4c. Pour finir, tapotez tout le crâne avec le bout de vos doigts 4d.

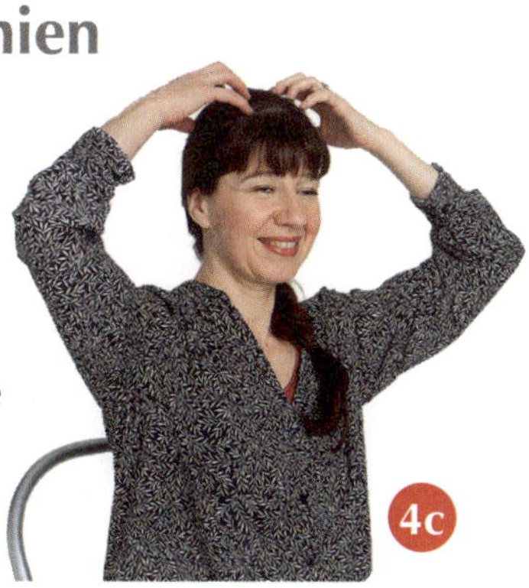
4c

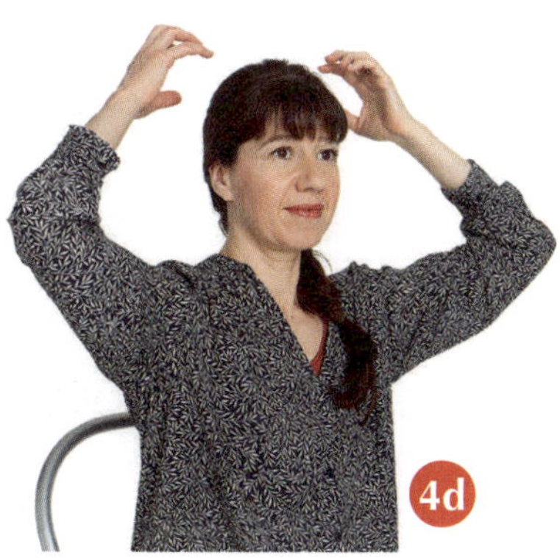
4d

Enchaîner les postures de la séquence C

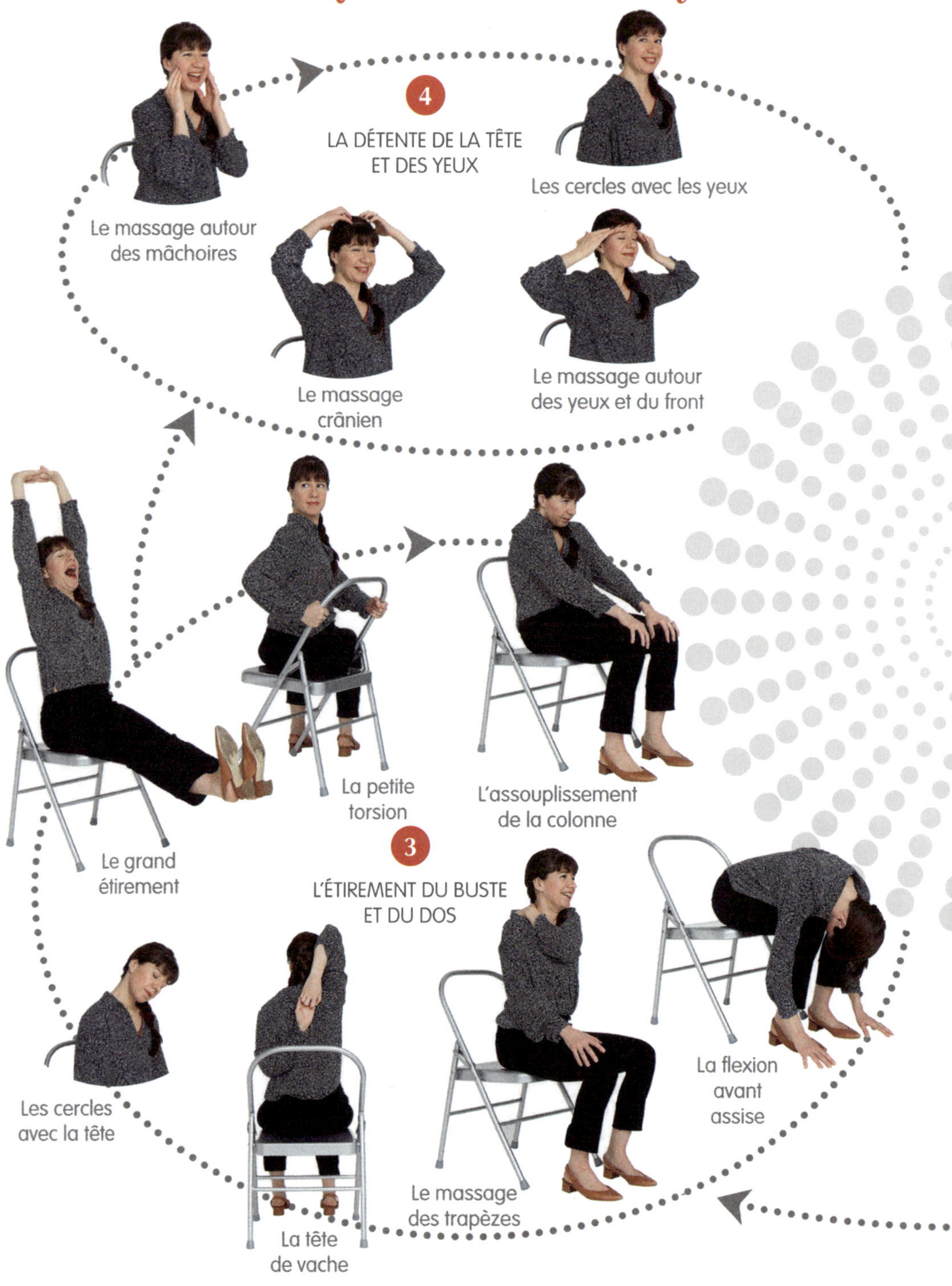
4
LA DÉTENTE DE LA TÊTE ET DES YEUX
Le massage autour des mâchoires
Les cercles avec les yeux
Le massage crânien
Le massage autour des yeux et du front
Le grand étirement
La petite torsion
L'assouplissement de la colonne
3
L'ÉTIREMENT DU BUSTE ET DU DOS
Les cercles avec la tête
La tête de vache
Le massage des trapèzes
La flexion avant assise

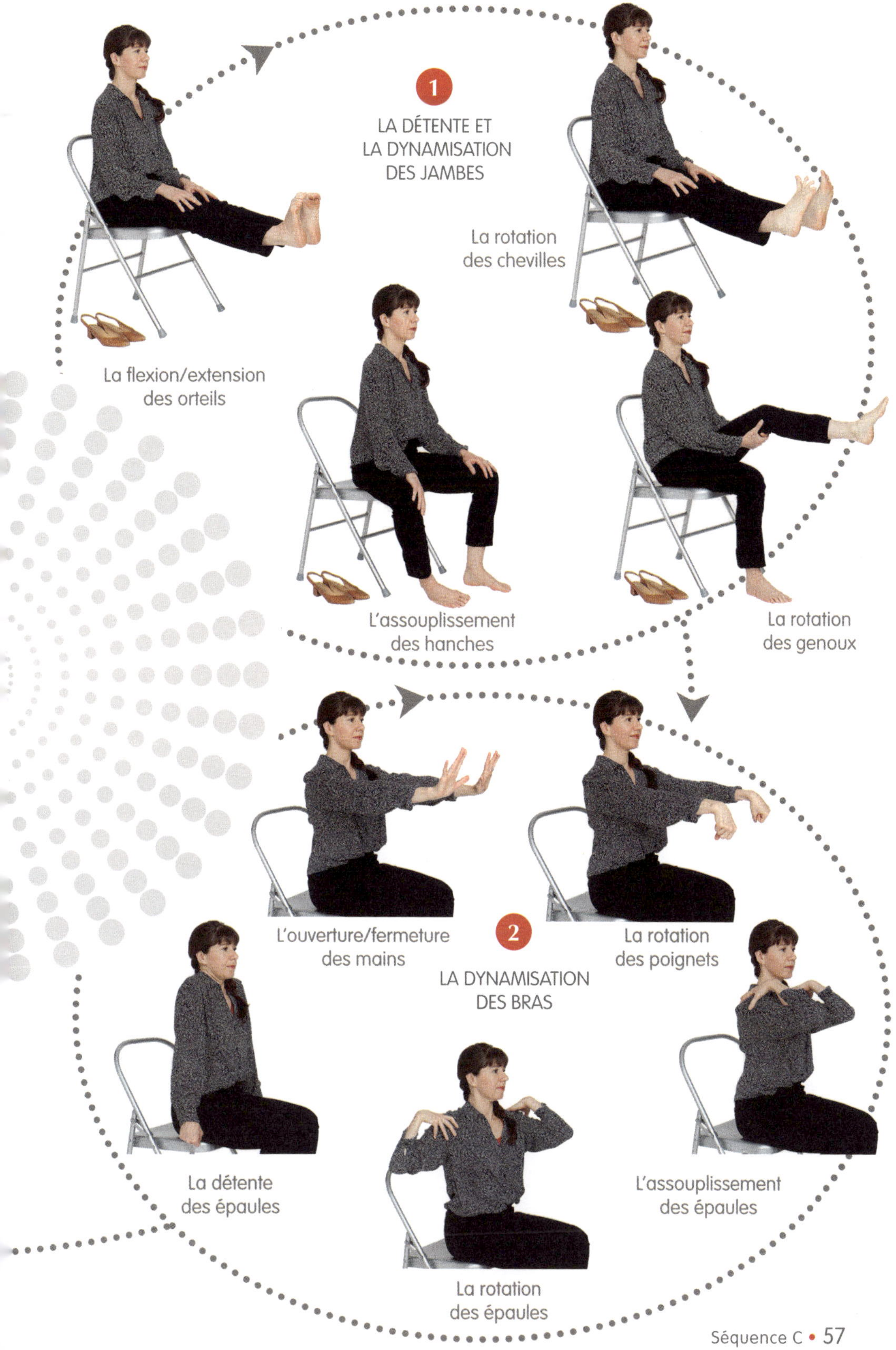
1
LA DÉTENTE ET
LA DYNAMISATION
DES JAMBES
La flexion/extension
des orteils
La rotation
des chevilles
L'assouplissement
des hanches
La rotation
des genoux
L'ouverture/fermeture
des mains
2
LA DYNAMISATION
DES BRAS
La rotation
des poignets
La détente
des épaules
L'assouplissement
des épaules
La rotation
des épaules

Retrouver du tonus

Cette séquence, qui s'apparente à une vraie séance de yoga traditionnelle, est un peu plus longue, plus complète et plus intense que les trois précédentes.

POUR QUI ?

Pour tous

QUAND ?

Une fois par semaine, ou plus si vous le souhaitez

BÉNÉFICE PRINCIPAL

Ravive l'énergie, donne la forme pour toute la journée

DURÉE

Environ 30 minutes

ACCESSOIRES

- 1 tenue confortable
- 1 tapis de yoga
- 1 brique ou des couvertures

La séquence D comporte des exercices simples de toute sorte : étirement latéral, flexion avant, flexion arrière, torsion, inversion et équilibre.

La plupart des postures proposées sont encore en position debout et en mouvement car ce sont les deux clés qui permettent de contrebalancer efficacement un mode de vie sédentaire.

Autant dire que votre corps va bouger, harmonieusement, entre étirement et musculation, sollicitation des bras et des jambes, du squelette et des organes internes.

La dernière posture est à la fois une inversion et une posture de récupération et d'intégration de la séance.

Précautions et conseils de pratique

• Si vous n'avez jamais fait de yoga, ces postures vous sembleront peut-être inconfortables et difficiles. Respectez votre corps : ne forcez jamais. En pratiquant régulièrement, vous vous familiariserez avec les postures, et le confort s'installera progressivement.

• Faites-vous plaisir ! Vous aimez particulièrement une posture : prolongez un peu le temps de tenue. La durée préconisée pour chaque posture est juste indicative et peut être prolongée ou raccourcie en fonction de vos besoins et de l'envie du moment.

• Dans la mesure du possible, essayez de réaliser toutes les postures, car chacune vous apportera des bénéfices différents. C'est l'ensemble des postures qui génèrera un bien-être complet.

1

La montagne en mouvement

Tadasana urdhva baddha hastasana

2'

En position debout, écartez les pieds de la largeur de votre bassin. Entrelacez les doigts, et tournez vos paumes de mains vers le sol, bras bien tendus 1a.

En inspirant, montez les bras à la verticale au-dessus de la tête, paumes de mains retournées et, en même temps, montez sur la pointe des pieds 1b.

En expirant, baissez les bras et posez les talons sur le sol.

Recommencez 5 fois, en coordonnant au maximum le mouvement des bras avec celui des pieds et votre respiration. C'est votre respiration qui donne le rythme.

Après 3 répétitions, pensez à changer le croisement de vos doigts afin d'équilibrer l'étirement de chaque côté.

Vous travaillez ici la concentration, l'équilibre et la coordination des mouvements avec les respirations. L'étirement est excellent pour la détente et la tonicité musculaire.

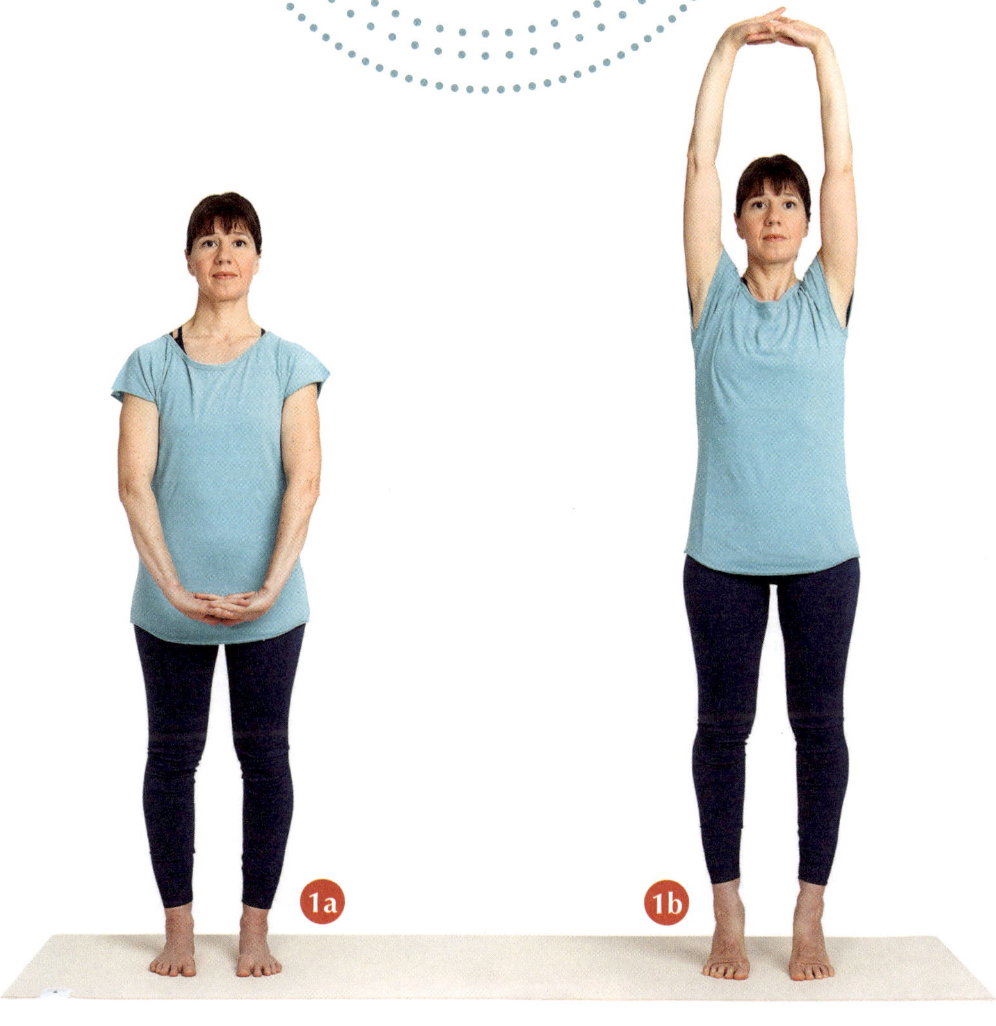

2

La pyramide en mouvement

3′

Écartez les pieds de 2 fois la largeur de votre bassin. Entrelacez les doigts et, en inspirant, levez vos bras tendus vers le ciel, paumes de mains retournées, et étirez les bras au maximum vers le ciel 2a. En expirant, descendez le buste vers la droite 2b. Inspirez, revenez au centre, grandissez-vous et, en expirant, descendez le buste vers la gauche 2c.

Continuez le mouvement, en le coordonnant bien avec votre respiration. Lorsque vous vous penchez sur le côté, gardez le bassin fixe et n'hésitez pas à rentrer un peu le ventre pour vous y aider.

Faites 4 répétitions de chaque côté avec ce croisement de doigts, puis inversez le croisement et refaites 4 répétitions de chaque côté.

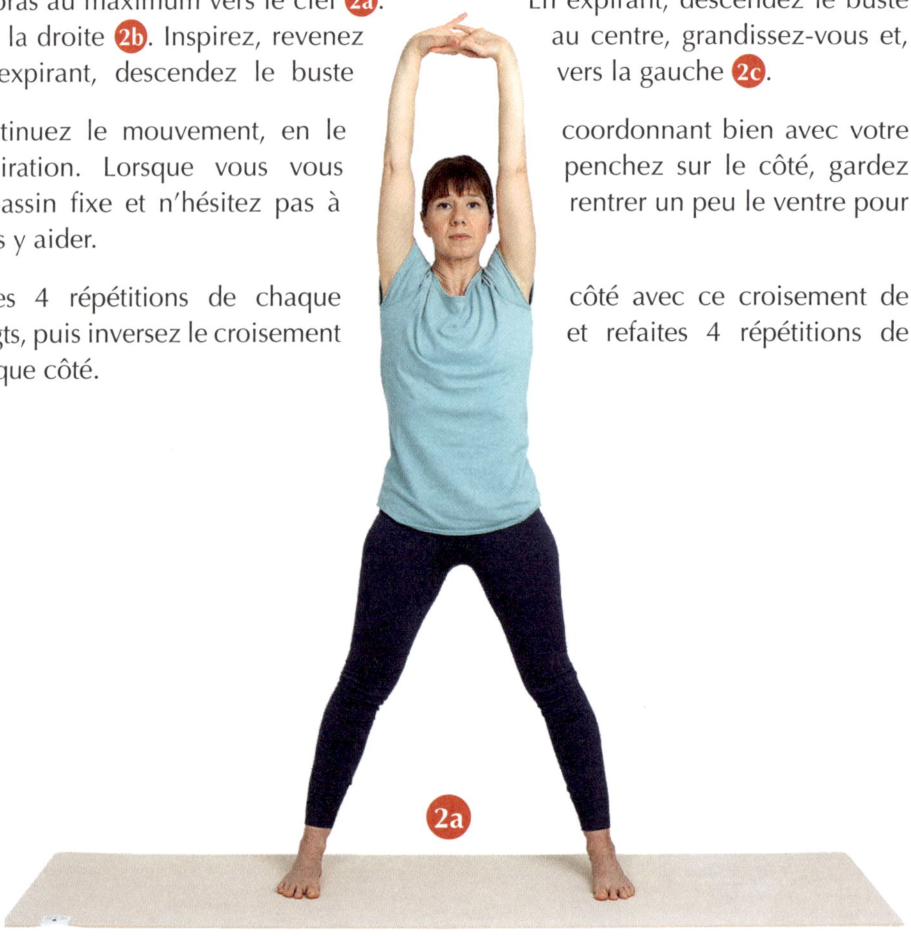

En vous étirant de chaque côté, vous créez de l'espace dans votre cage thoracique et vous respirez mieux. Vous libérez les tensions qui empêchent le bon fonctionnement de certains organes (le cœur et les surrénales notamment).

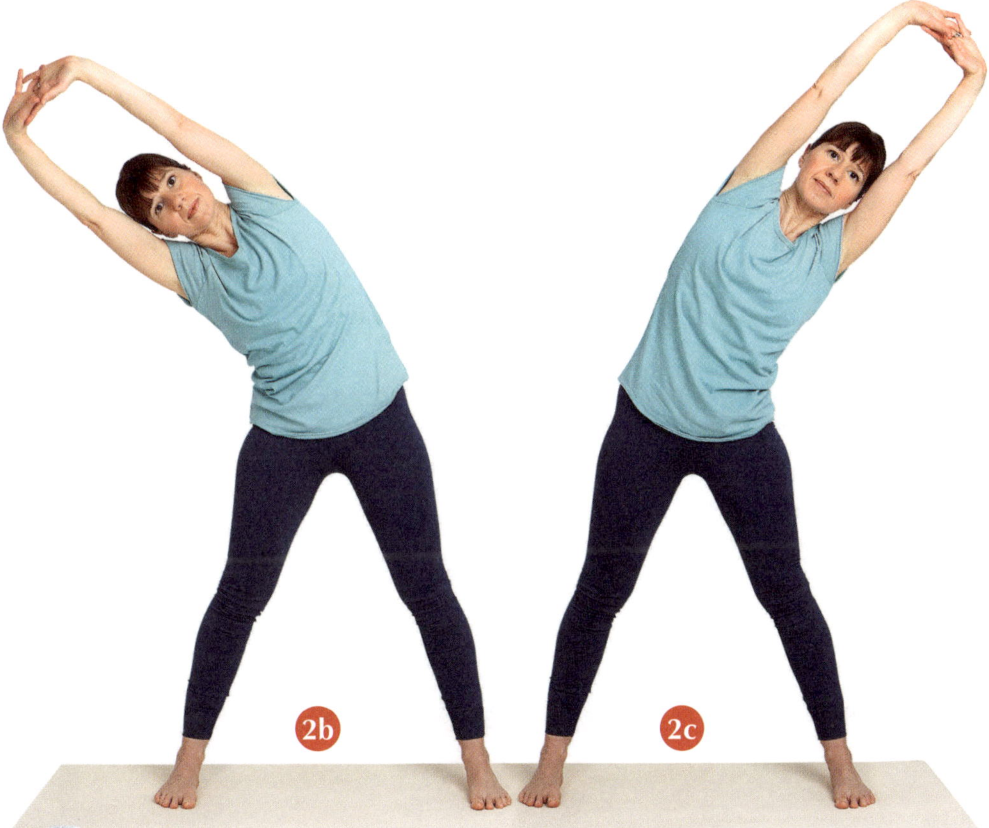

3

La danseuse accroupie

Uttanasana (variante)

4'

Resserrez un peu vos pieds et ouvrez-les vers l'extérieur. Placez vos bras relâchés devant votre tronc 3a. Inspirez profondément.

En expirant, pliez lentement les genoux 3b jusqu'à vous retrouver accroupi(e) 3c. En inspirant, tendez les jambes et redressez-vous.

Faites 4 à 9 répétitions, en essayant petit à petit de descendre davantage et d'amener les mains jusqu'au sol.

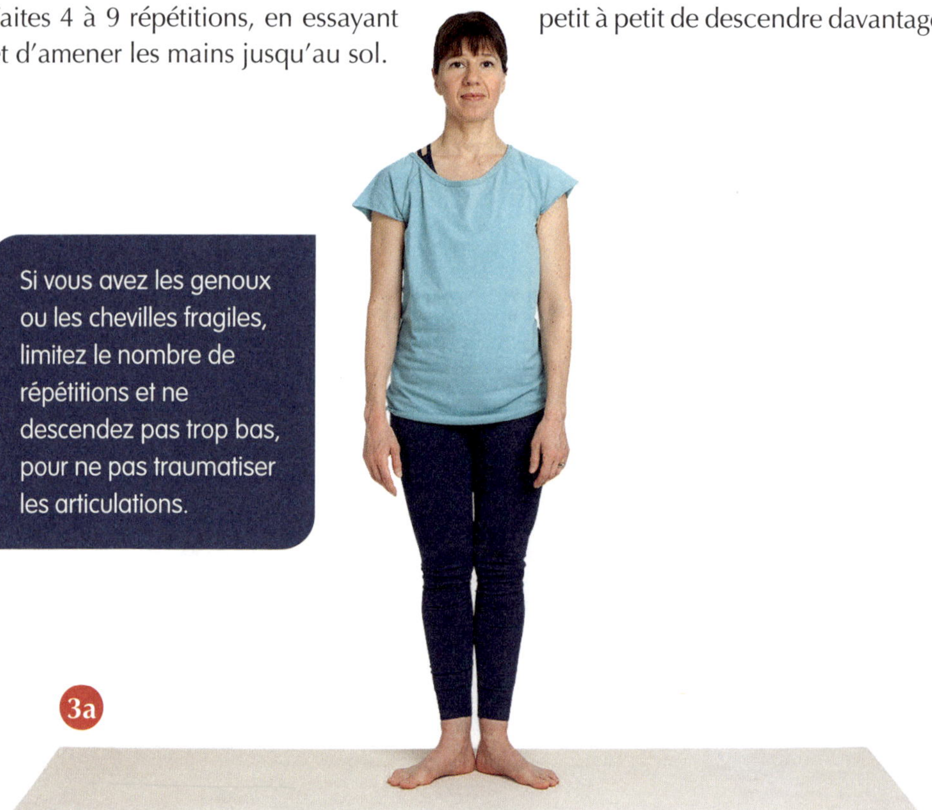

Si vous avez les genoux ou les chevilles fragiles, limitez le nombre de répétitions et ne descendez pas trop bas, pour ne pas traumatiser les articulations.

3a

Cette posture renforce les jambes et plus particulièrement la face interne des cuisses, les genoux et les chevilles. Elle améliore l'ouverture des hanches et du bassin.

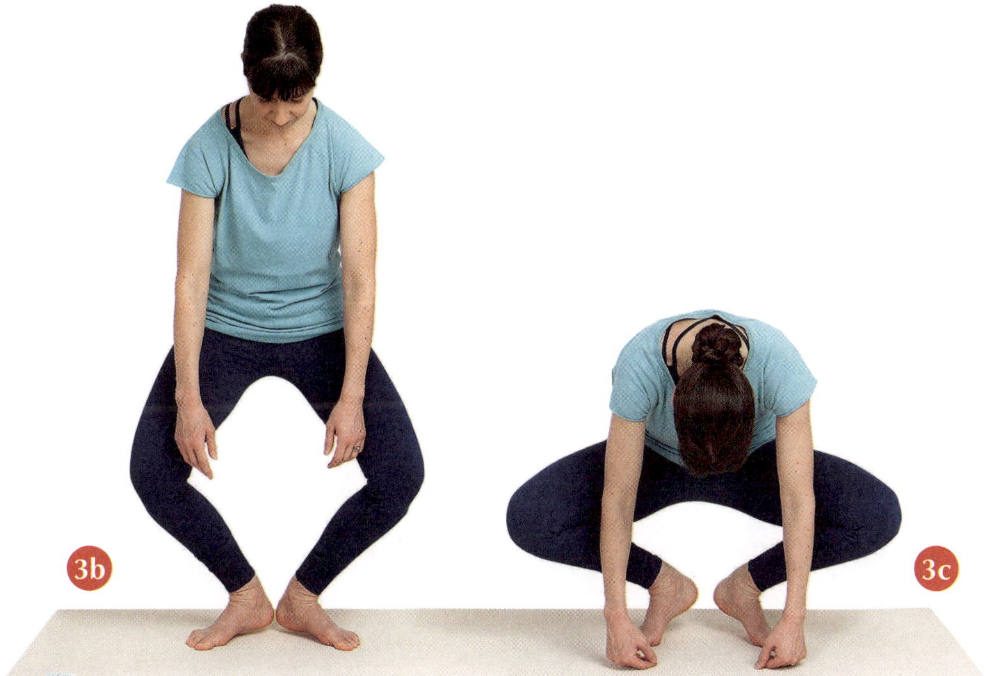

4

La pince debout en mouvement

Uttanasana

3'

Les jambes serrées et les bras le long du corps 4a, sur une expiration, penchez-vous doucement vers l'avant 4b. La tête tombe vers l'avant, puis le buste et si possible le bassin 4c. Si vous ressentez une douleur dans le dos, pliez légèrement les genoux. Sinon, vous devez sentir un étirement derrière les genoux et dans le dos.

Respirez tranquillement, sans forcer, en répartissant le poids du corps sur vos deux pieds. Peut-être votre buste va-t-il bouger un peu tout seul, comme un pendule. Laissez faire. Ne forcez pas la descente. Peut-être vos mains resteront-elles loin du sol et cela n'a pas d'importance. Si vos doigts touchent le sol, vous pouvez attraper vos coudes dans vos mains 4d.

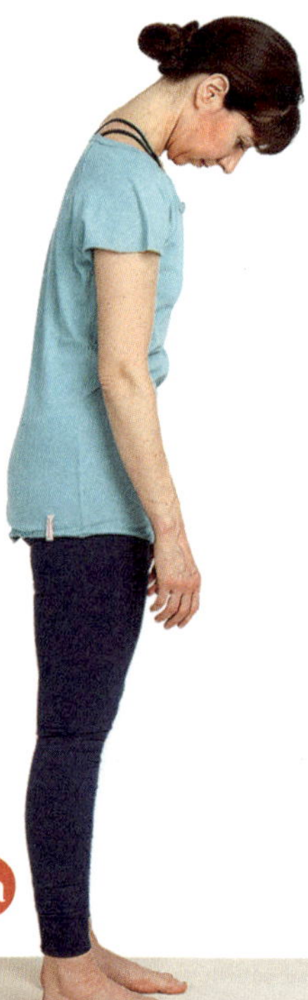

4a

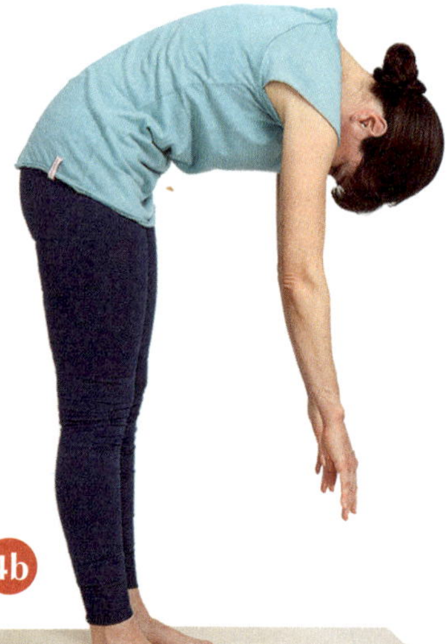

4b

Cette posture permet d'assouplir le dos et les jambes et d'oxygéner le cerveau et le visage (effet bonne mine assuré !). Elle améliore la digestion et stimule les organes génitaux.

Avant de vous redresser, pliez les genoux et placez vos mains dessus, les coudes ouverts. Très lentement, remontez en déroulant votre dos de bas en haut. La tête revient en dernier.

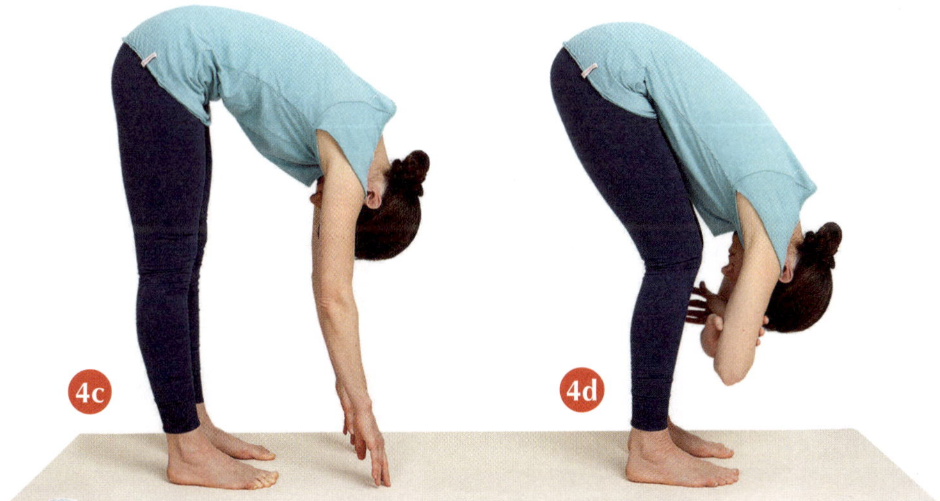

5

La tête de vache debout

Gomukhasana

3'

Toujours debout, les pieds écartés de la largeur des hanches, placez la main gauche dans votre dos et remontez-la le plus possible vers les omoplates. Levez le bras droit le long de la tête et pliez le coude droit. Avec les doigts de la main droite, essayez d'attraper la main gauche au milieu du dos.

Le dos reste droit et le menton parallèle au sol. À chaque inspiration, le coude droit tire vers le haut et le coude gauche vers le bas. La poitrine s'ouvre et les omoplates se rapprochent. Vous pouvez fermer les yeux et imaginer que vous respirez par la région du cœur.

Restez dans cette posture durant 5 à 10 respirations, puis inversez la position des bras.

Variante

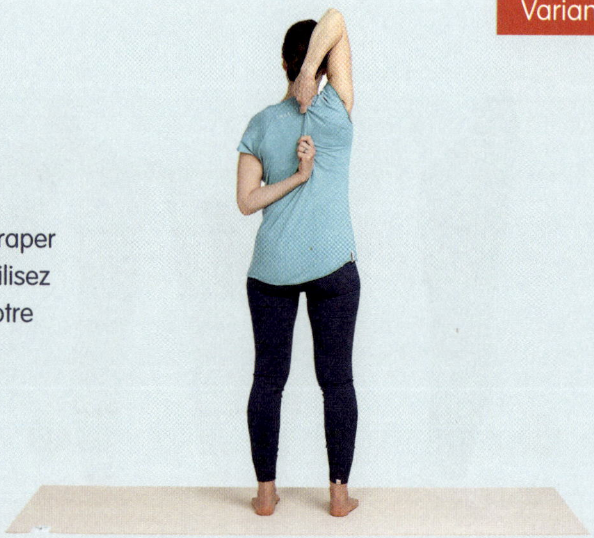

Si vous ne pouvez pas attraper vos mains dans le dos, utilisez une sangle ou attrapez votre tee-shirt avec les mains.

Cette posture
étire les épaules et ouvre
la poitrine, ce qui permet de
mieux respirer. Elle stimule les
reins, améliorant l'élimination
des toxines. C'est un excellent
exercice après un long moment
passé derrière un
ordinateur.

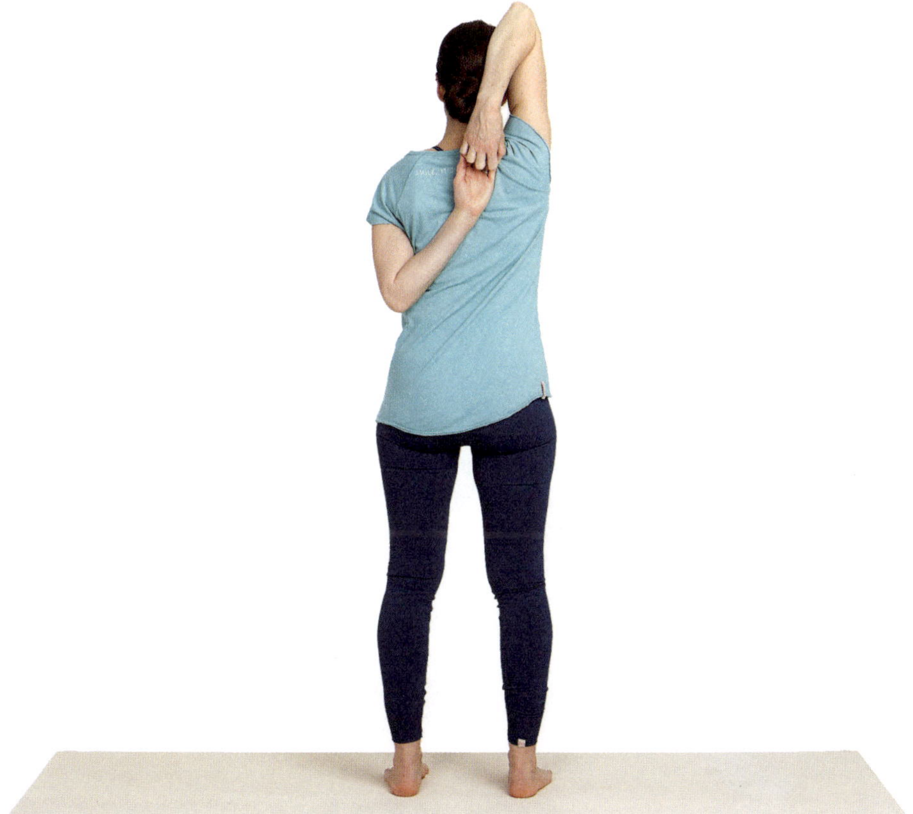

6

La torsion dynamique

Kati chakrasana

2'

Écartez les jambes d'une largeur légèrement supérieure à celle de votre bassin. Vos pieds sont bien ancrés dans le sol et votre bassin restera orienté le plus possible de face pendant toute la durée du mouvement. Ouvrez les bras sur les côtés 6a et tournez rapidement d'un côté à l'autre en vous laissant complètement emporter par le mouvement 6b et 6c. La torsion démarre de la taille et non du bassin. Les bras restent souples et détendus.

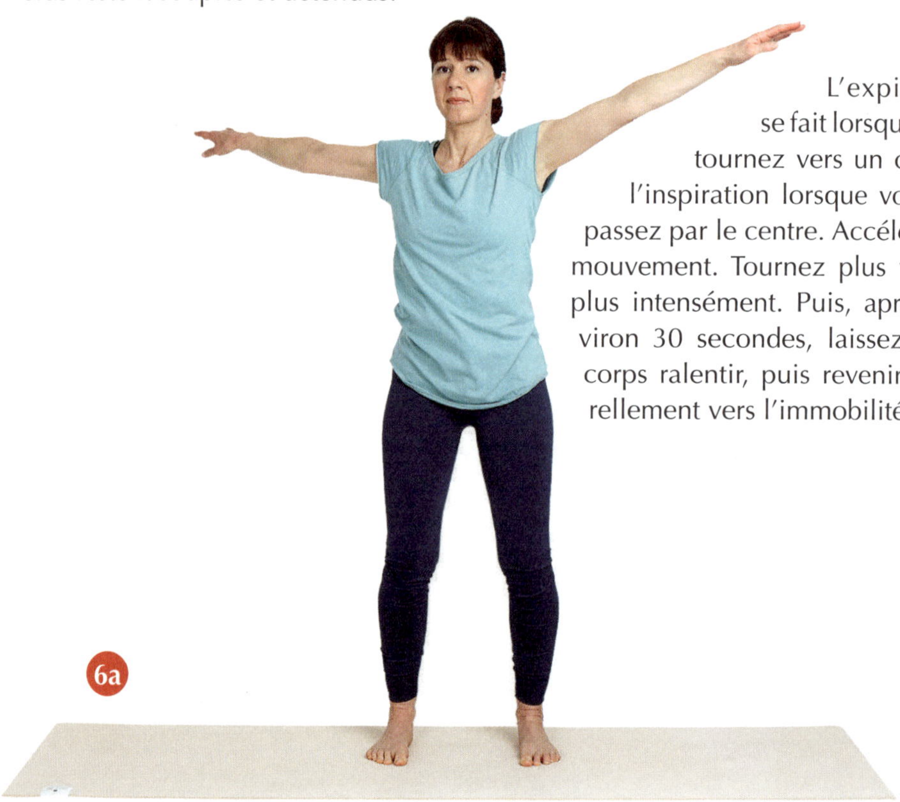

6a

L'expiration se fait lorsque vous tournez vers un côté et l'inspiration lorsque vous repassez par le centre. Accélérez le mouvement. Tournez plus vite et plus intensément. Puis, après environ 30 secondes, laissez votre corps ralentir, puis revenir naturellement vers l'immobilité.

Cette torsion stimule les organes internes, assouplit le dos, contribue à relâcher les tensions et à affiner la taille.

Fermez les yeux et respirez en allongeant bien vos expirations pour reprendre votre souffle. Une fois la torsion terminée, vous sentirez peut-être encore le mouvement dans votre tête.

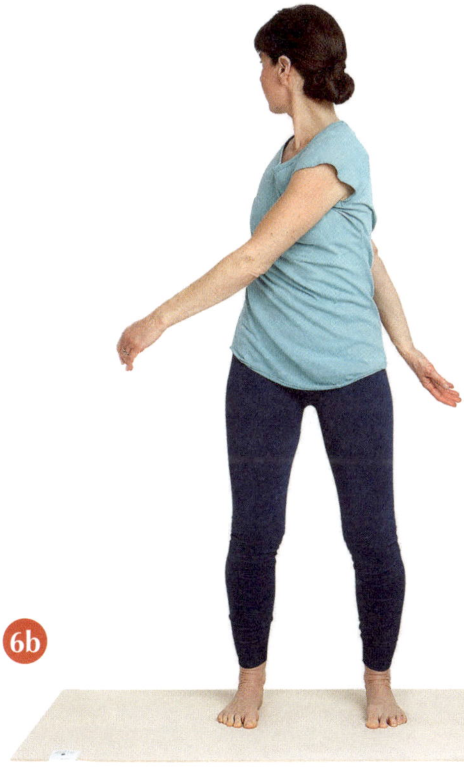
6b

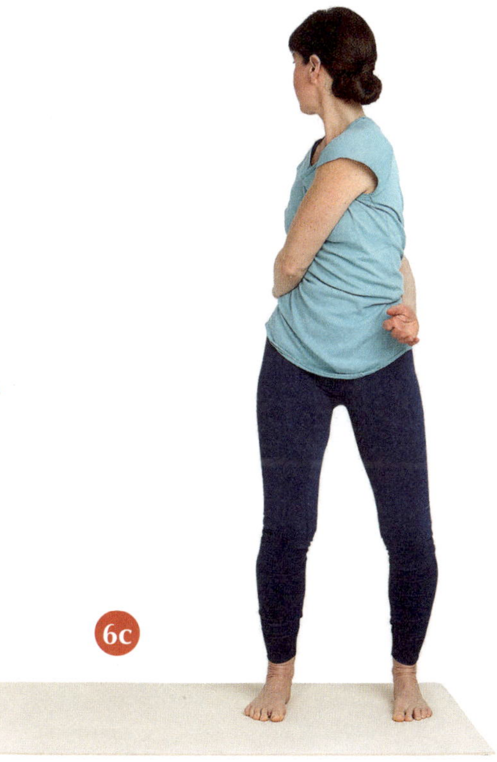
6c

7

Le tigre
Vyaghrasana

4'

Mettez-vous à quatre pattes, les épaules étant à la verticale de vos poignets. En inspirant, soulevez la jambe droite vers l'arrière, le genou plié et le pied en pointe. En même temps, creusez le dos de bas en haut en dirigeant le regard vers le ciel 7a.

En expirant, ramenez le genou droit vers la poitrine et, si possible, vers le front tout en arrondissant le dos de bas en haut 7b.

Recommencez 4 fois ce mouvement, au rythme de vos respirations. Puis faites 5 répétitions de ce mouvement avec la jambe gauche.

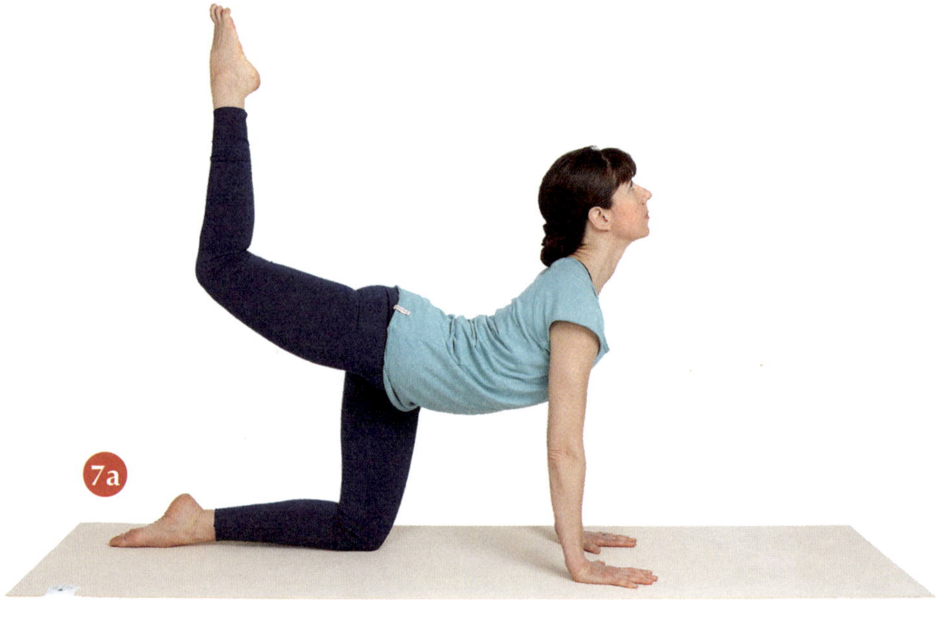

7a

Avec cette
posture, vous
assouplissez votre dos,
raffermissez vos cuisses
et affinez votre
silhouette.

7b

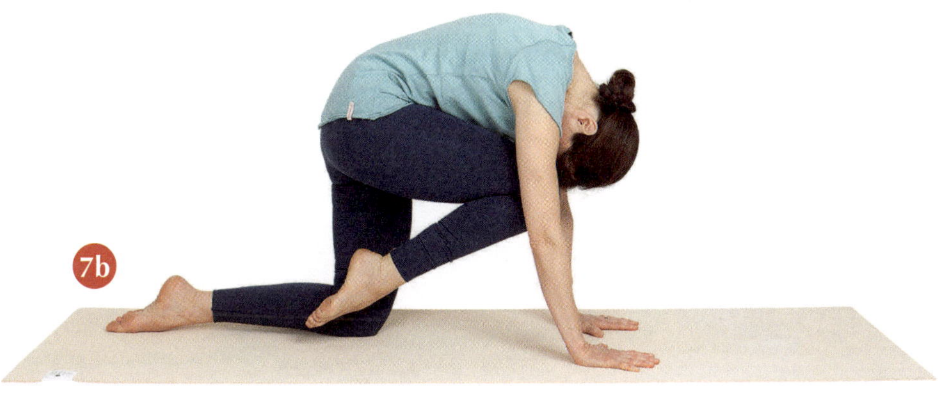

8

La table inversée en mouvement

4'

Allongez-vous sur le dos. Levez les jambes et les bras tendus perpendiculairement au sol, tels les pieds d'une table posée à l'envers. Pliez les poignets et les chevilles de façon à tourner les paumes de mains et les plantes de pieds vers le ciel 8a.

Inspirez profondément. En expirant, descendez le bras droit vers l'arrière et la jambe gauche vers l'avant, sans toucher le sol ni avec la main, ni avec le pied 8b.

Si vous avez du mal à coordonner le mouvement du bras avec celui de la jambe, prenez le temps de bien penser au mouvement avant de l'exécuter.

8a

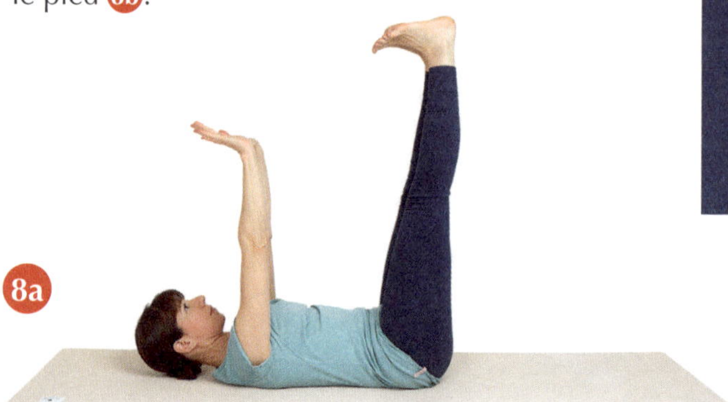

8b

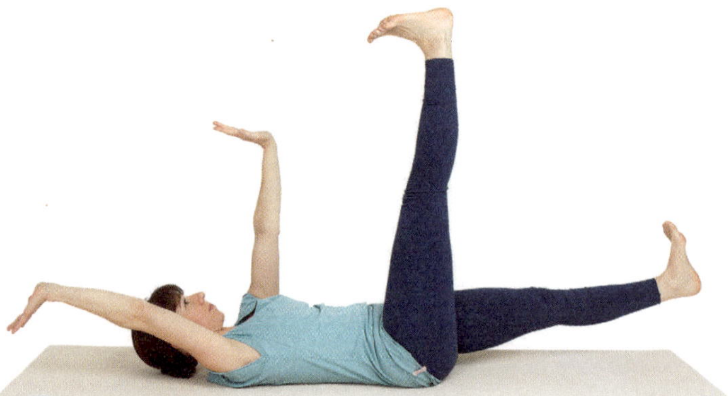

Cette posture renforce la sangle abdominale sans malmener le dos et améliore la coordination.

Inspirez en revenant dans la posture de la table inversée. Sur l'expiration suivante, descendez le bras gauche vers l'arrière et la jambe droite vers l'avant 8c. Puis remontez en inspirant.

Faites 5 à 10 répétitions de chaque côté. Gardez le dos bien à plat sur le sol pendant toute la durée de l'exercice.

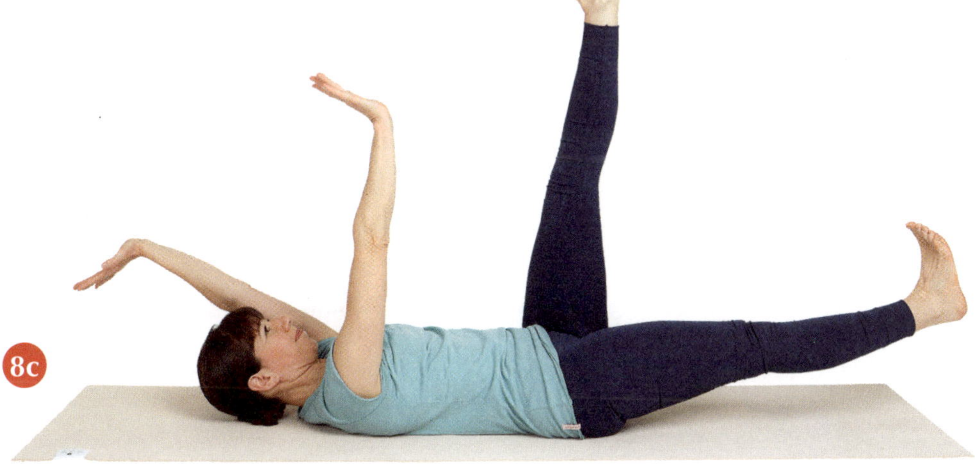

8c

9

L'inversion

Viparita karani

5'

Posez près de vous une ou deux briques ou des couvertures pliées. Allongez-vous sur le dos, jambes pliées et pieds à plat sur le sol. En inspirant, soulevez le bassin et placez les briques ou les couvertures sous le bassin. Une fois que votre bassin est bien calé sur le support, levez les jambes à la verticale.

Si vous le souhaitez, rapprochez-vous d'un mur pour reposer les pieds contre celui-ci pendant toute la tenue de cette posture.

Gardez la tête dans le prolongement de la colonne vertébrale et le menton rentré. Fermez les yeux et respirez tranquillement.

Variante

Si votre menton est plus haut que votre front, placez un coussin ou une couverture pliée sous la tête.

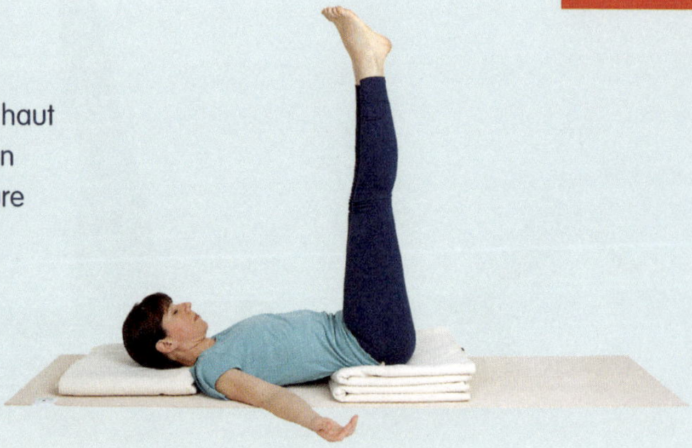

Cette inversion stimule votre cœur et vos organes internes. Vos jambes s'allègent. Le système nerveux parasympathique est stimulé et la détente s'installe. À faire notamment en cas d'insomnie !

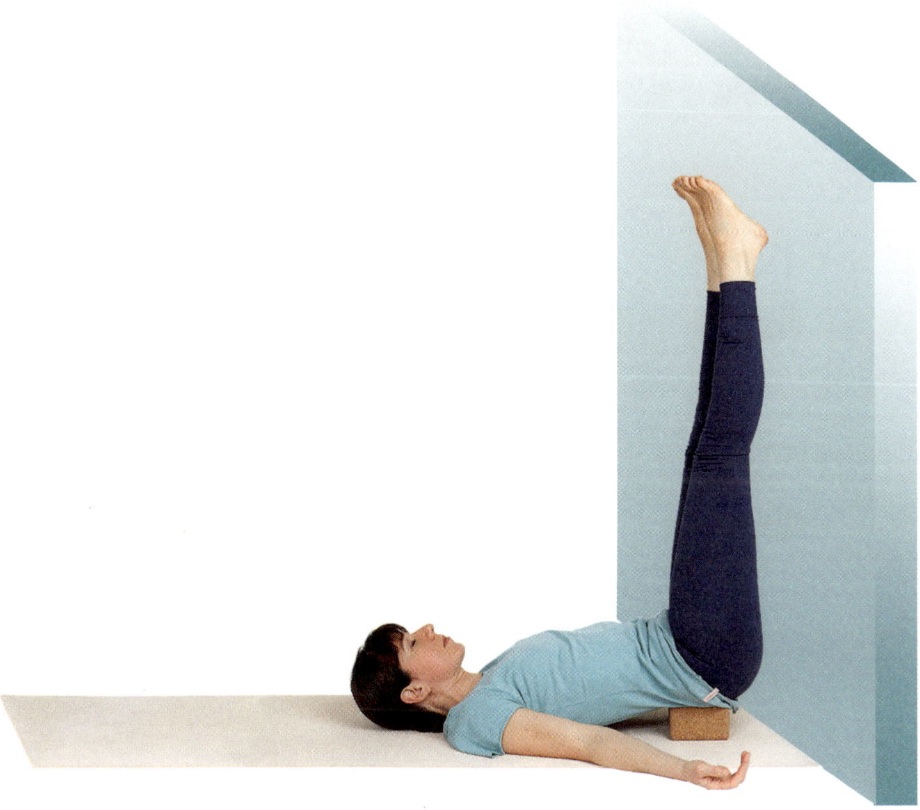

Enchaîner les postures de la séquence D

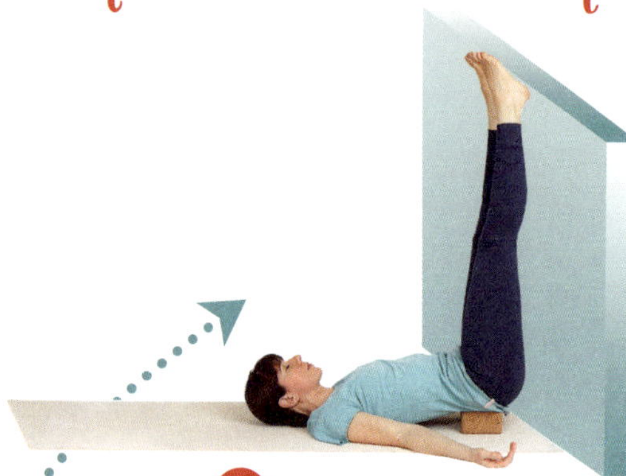

9 L'INVERSION

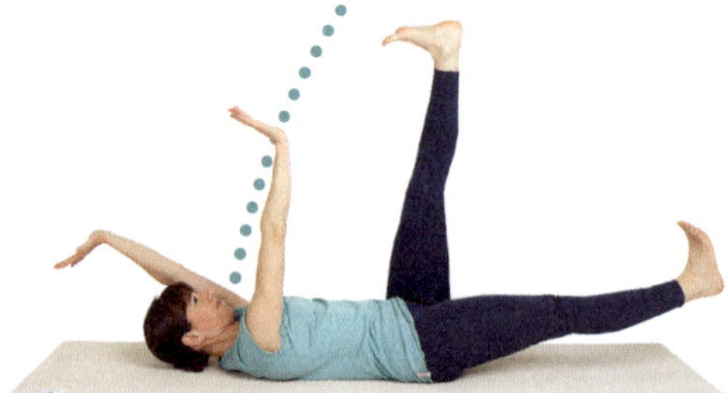

8 LA TABLE INVERSÉE EN MOUVEMENT

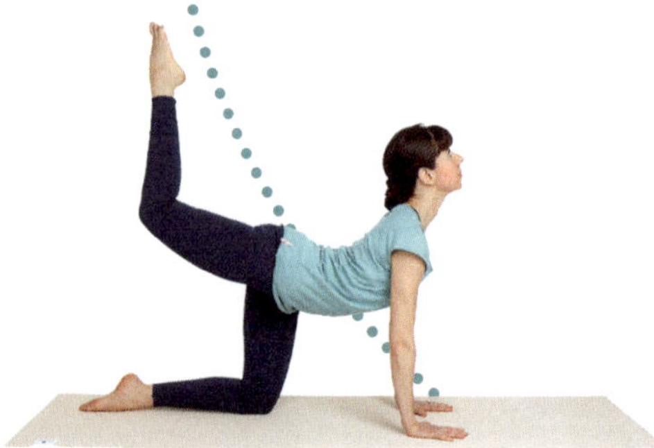

7 LE TIGRE

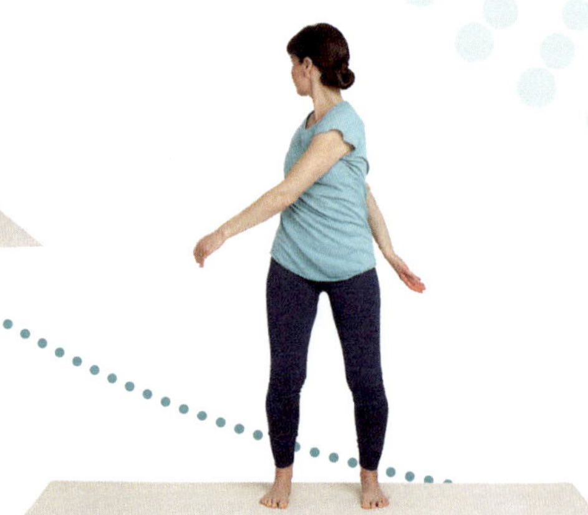

6 LA TORSION DYNAMIQUE

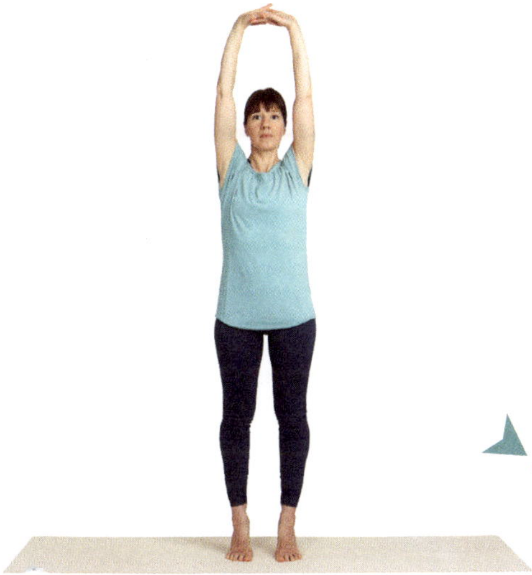

1 LA MONTAGNE EN MOUVEMENT

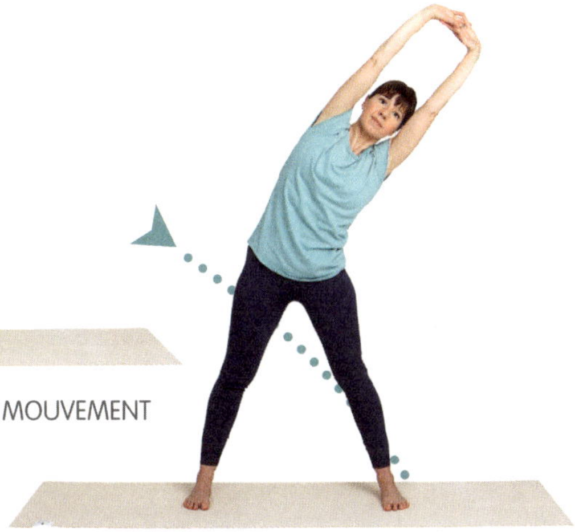

2 LA PYRAMIDE EN MOUVEMENT

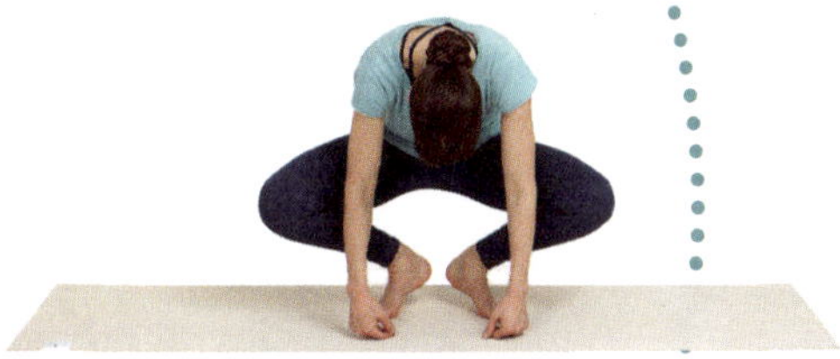

3 LA DANSEUSE ACCROUPIE

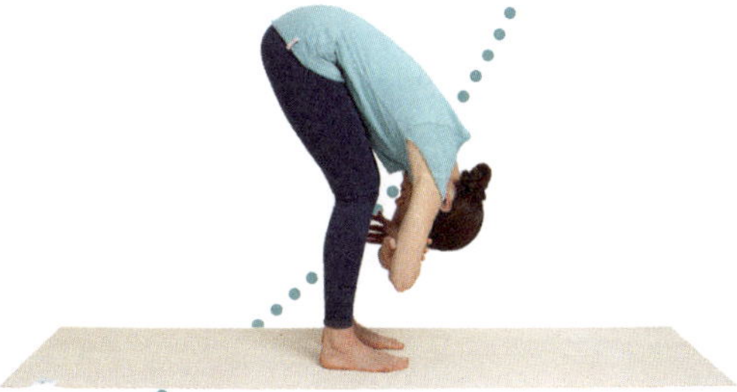

4 LA PINCE DEBOUT EN MOUVEMENT

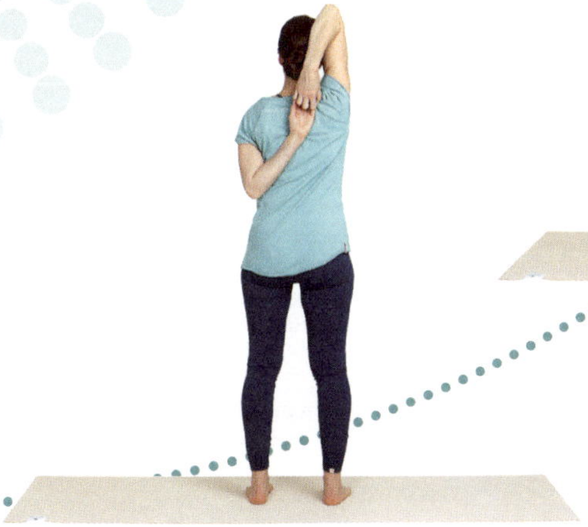

5 LA TÊTE DE VACHE DEBOUT

La respiration carrée en marchant

Il est indispensable de marcher au moins 30 minutes par jour. Rien de tel, en effet, qu'une bonne promenade pour lutter contre les effets néfastes de la sédentarité. Marcher en rythmant ses pas sur sa respiration deviendra vite une méditation en mouvement, qui vous videra la tête tout en oxygénant bien tout votre organisme.

La respiration carrée consiste à respirer en 4 temps. Choisissez un rythme de 4 (vous compterez environ 4 secondes). Inspirez en comptant jusqu'à 4, retenez votre souffle en comptant jusqu'à 4, expirez en comptant encore jusqu'à 4 et retenez le souffle, poumons vides, en comptant jusqu'à 4.

Enchaînez ces respirations en marchant. Vous allez vite caler le rythme de vos pas sur celui de votre respiration.

Si inspirer et expirer pendant 4 secondes est trop long pour vous, vous pouvez compter jusqu'à 3 ou jusqu'à 2 : faites ce qui vous semble le plus confortable. Si vous avez une bonne capacité respiratoire, vous pouvez compter jusqu'à 5, 6 ou plus. L'essentiel, c'est que vous ne soyez jamais essoufflé(e) et que l'inspiration, l'expiration et les deux rétentions aient la même durée.

Au lieu d'avoir le mental submergé par toutes sortes de pensées et/ou ruminations lors de vos promenades, cet exercice vous aidera à calmer votre mental, à exercer votre concentration et à respirer en conscience.

On dit souvent qu'on n'a pas le temps de méditer ou qu'on n'arrive pas à s'arrêter de bouger. Cet exercice vous permettra d'approcher la méditation en mouvement.

Coordonner ses mouvements

Cet exercice paraît simple, mais il mettra à rude épreuve votre sens de la position des parties de votre corps. Il permet d'amplifier nos capacités proprioceptives. La proprioception nous permet de nous situer sans cesse dans l'espace sans avoir à vérifier avec notre regard. Par exemple, c'est grâce à elle que nous ne percutons personne dans la rue ou que nous parvenons à nous habiller sans miroir. En yoga, elle entre souvent en jeu, elle est donc stimulée. S'il vous arrive parfois de perdre vos repères dans les torsions ou les inversions, avec des consignes pourtant simples comme « Tournez-vous vers la droite ! » ou « Le coude droit passe devant le genou gauche », c'est bon signe : vous travaillez votre proprioception. À force de répétitions, vous finirez par vous retrouver dans l'espace.

Placez-vous debout, les jambes écartées de la largeur du bassin ou un peu plus. En inspirant et dans un même mouvement, fermez la narine droite avec le pouce droit et attrapez le lobe de l'oreille droite avec la main gauche ; sans interrompre la fluidité du mouvement, expirez en soulevant la jambe droite sur le côté (a).

Sur l'inspiration suivante, tout en reposant le pied droit au sol, fermez la narine gauche avec le pouce gauche et, en même temps, attrapez le lobe de l'oreille gauche avec la main droite ; sans interrompre la fluidité du mouvement, expirez en soulevant la jambe gauche sur le côté (b). Sur l'inspiration suivante reprenez tout l'exercice. Faites environ 10 répétitions de chaque côté.

Cet exercice de coordination demande beaucoup de concentration. Au début, vous ne savez plus où se trouvent vos narines, vos oreilles, ni votre droite ni votre gauche ! Bref, vous allez vous emmêler les pinceaux ! Alors respirez tranquillement, prenez votre temps. Puis, coordonnez mouvement et respiration, et enfin accélérez. Peu à peu, vous sentirez que l'exercice devient automatique et facile à faire.

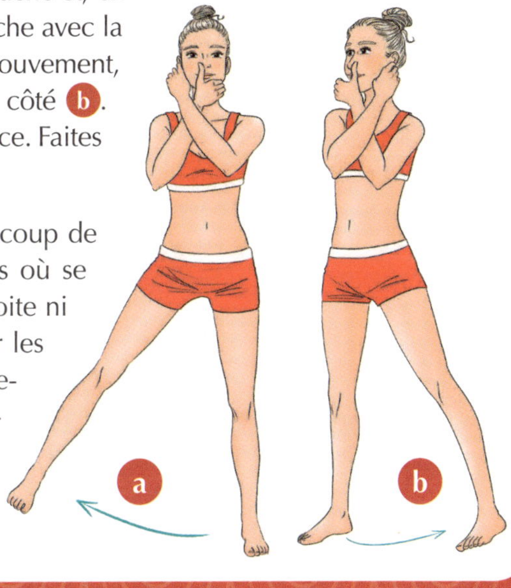

Les troubles alimentaires induits par la sédentarité

La nourriture est un besoin, elle peut être un plaisir, mais en aucun cas elle ne doit être un refuge affectif ou émotionnel, un passe-temps, un remède contre le stress ou l'unique source de plaisir dans la vie. En cas de sédentarité subie, mieux vaut surveiller son comportement alimentaire afin d'éviter la tendance à la suralimentation.

LA DIFFÉRENCE ENTRE ÉNERGIE ET VITALITÉ

L'énergie est le produit de la transformation des ressources métaboliques et organiques, qui permet l'action et le mouvement du corps. Si certaines personnes, peuvent avoir naturellement beaucoup d'énergie et d'autres moins, **tout le monde a besoin d'un apport énergétique approprié à l'activité physique de la journée.**

La vitalité se trouve dans l'envie de respirer, l'envie de se mouvoir et de croître, l'envie de communiquer, l'envie d'aimer, l'envie de se sentir aimé. Elle repose notamment sur l'équilibre nutritionnel, le bon fonctionnement de l'ensemble des organes et systèmes du corps humain et de notre santé psycho-émotionnelle. **En période de sédentarité, les besoins en énergie diminuent tandis que les besoins en sources d'énergie vitale s'accroissent.** Il faut donc favoriser les aliments dits à forte vitalité associée et moins consommer les aliments énergétiques.

LES ALIMENTS À SURVEILLER

En première position des aliments à diminuer se trouvent les sources de glucides, c'est-à-dire les féculents et les aliments sucrés à base de glucose, saccharose, lactose, maltose et les fruits séchés. Parmi les féculents (aussi appelés sucres lents), nous trouvons les céréales (et les aliments à base de céréales, dont la farine, le pain et les pâtes), les tubercules (comme la pomme de terre, la patate douce, le topinambour, l'igname) ainsi que certains fruits (banane, châtaigne) et légumes (banane plantain, maïs).

LES ALIMENTS À PRIVILÉGIER

Les aliments à privilégier sont ceux qui contiennent le plus de micronutriments (vitamines, minéraux, oligo-éléments, fibres, antioxydants). Il s'agit des fruits frais et des légumes de toute sorte (verts, rouges, jaunes, orange, blancs), crus ou cuits mais de saison. Consommer une gamme variée de fruits et légumes permet d'assurer les apports nécessaires et équilibrés en micronutriments pour assurer l'équilibre des réactions métaboliques et organiques du corps.

Alors, faut-il moins manger si nous bougeons moins ? Il faut plutôt, dans un premier temps, **rééquilibrer son alimentation** en augmentant les apports en micronutriments, afin de stimuler l'énergie vitale, et en diminuant les apports énergétiques. Dans un second temps, on pourra soutenir son organisme par une alimentation frugale, voire détoxifiante (allégée en toxines).

LE VÉGÉTARISME ET LES MONODIÈTES

Les résidus toxiniques alimentaires les plus longs à éliminer se trouvent principalement dans les sources de protéines animales. Aussi **une alimentation détoxifiante est-elle exempte de viande, de poisson, d'œuf et de produits laitiers.** Mais elle conserve des sources de protéines végétales (légumineuses, algues, fruits oléagineux, champignons). Sur une durée de 7 à 21 jours, cette alimentation pauvre en toxines allège le système digestif et aide à retrouver de la vitalité. Elle peut également constituer une première étape avant d'entrer en monodiète pendant 1 à 3 jours, voire davantage selon l'état de santé, les motivations et le mode de vie[2].

La monodiète permet de mettre au repos le système digestif : en effet, se nourrir avec un seul type d'aliment tout au long de la journée (soit aux moments des repas, soit toutes les 2 heures si la faim vous tenaille trop) allège considérablement le travail de digestion du foie (sécrétion, synthétisation, mise en réserve, restitution, épuration). La plus ancienne des monodiètes, encore répandue aujourd'hui, est sans aucun doute la cure de raisin, qui se pratique en septembre. Mais il est loisible de choisir, selon la saison, le chou, la betterave, l'artichaut, la pomme, la poire ou encore un potage épais de légumes variés et de pommes de terre. L'alimentation végétarienne prendra le relais pendant quelques jours pour permettre au corps de sortir en douceur de la monodiète. La monodiète, voire le jeûne, s'accompagne le plus souvent d'une activité physique plus ou moins soutenue afin de renforcer l'effort de détoxification du corps.

2. La monodiète est déconseillée aux femmes enceintes et allaitantes. Pour toute monodiète prolongée, un avis médical est recommandé, voire impératif selon l'âge et l'état de santé.

La respiration purifiante en mouvement

Kapalabhati est un exercice de respiration qui fait partie des techniques yogiques permettant de nettoyer, de purifier le corps. Étymologiquement, *kapalabhati* est l'alliance de deux mots : *kapala,* le crâne et *bhati,* ce qui resplendit. Pratiquer cette respiration active le feu intérieur et purifie le corps jusqu'au sommet de la tête, mais aussi ce qu'il y a à l'intérieur, c'est-à-dire les pensées. Ce *pranayama* (du sanskrit, *prana,* l'énergie vitale, le souffle, et *ayama,* qui signifie contrôler) est aussi appelé la respiration du feu, car il active l'énergie à l'intérieur du corps et ainsi le réchauffe.

Si vous avez de l'hypertension, des problèmes ORL ou si vous êtes enceinte, ne faites pas *kapalabhati.* Par ailleurs, cet exercice va vous réveiller en activant le feu en vous : évitez de le faire le soir, surtout si vous souffrez d'insomnie !

Debout, les jambes légèrement écartées, ouvrez les bras sur le côté : coudes pliés, bras parallèles au sol, avant-bras perpendiculaires au sol. Fermez les poings et levez les pouces (a). Inspirez puis expirez en fermant la narine gauche avec le pouce

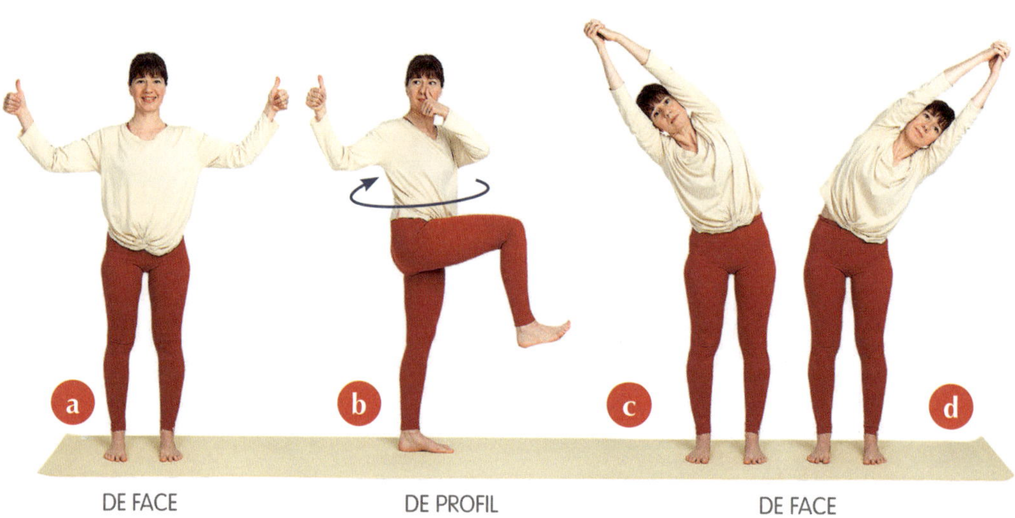

DE FACE DE PROFIL DE FACE

Traditionnellement, kapalabhati se fait assis, en position de méditation. Ici, la posture a lieu en mouvement, debout, afin de remédier à la sédentarité et de stimuler votre coordination.

gauche, en rentrant le ventre vite et avec force et en tournant le buste vers la droite tout en soulevant la jambe droite que vous fléchissez à 90° **b**. Revenez en position initiale : posez le pied droit au sol en inspirant naturellement et recommencez de l'autre côté : expirez en fermant la narine droite avec le pouce droit, en tournant le buste vers la gauche tout en soulevant la jambe gauche que vous fléchissez à 90°. Faites le mouvement 10 fois de chaque côté, de façon dynamique et assez rapide, avec des expirations courtes et intenses, comme si vous vouliez évacuer une poussière de vos narines.

Ensuite, restez un instant poumons vides. Puis, inspirez en levant les bras au-dessus de la tête. Joignez les paumes de mains et, en rétention du souffle, poumons pleins, penchez-vous d'un côté **c** puis de l'autre **d**. En expirant, relâchez les bras de chaque côté du corps. Si vous avez envie de bâiller, allez-y !

L'auteure

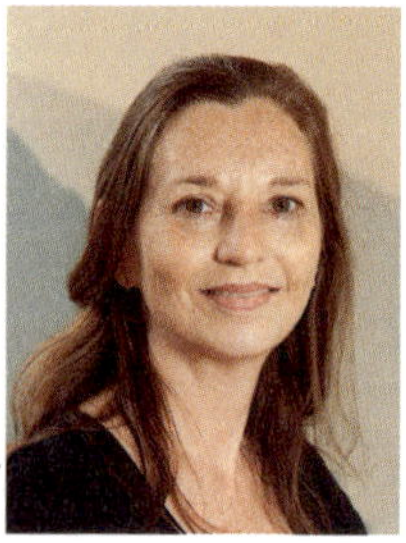
© Tiphaine Lanvin

Souffrant d'un léger handicap de naissance, **Nadège Lanvin** prend rapidement conscience de l'incroyable impact du yoga sur sa santé. C'est après une vingtaine d'années de pratique qu'elle choisit d'en faire son métier. Elle enseigne d'abord bénévolement à des familles, puis ouvre son centre de yoga, Yoga & Co, au cœur de Paris en 2012. Aujourd'hui, elle enseigne le yoga, qui constitue à ses yeux un outil complet de connaissance et de développement physique, mental et spirituel et une aide extraordinaire pour se prendre en main et soulager des pathologies plus ou moins lourdes. Formée à de multiples pratiques yogiques, et notamment à la yogathérapie, elle partage son temps entre l'enseignement, l'accompagnement personnalisé, l'écriture et la gestion de son centre.

L'article « Sédentarité et nutrition » a été rédigé par **Marie Bouriche,** qui est éducatrice de santé et naturopathe. Particulièrement attentive à l'alimentation, Marie anime des ateliers autour de l'alimentation-santé et intervient en école maternelle afin de transmettre sa passion pour la nature et faire découvrir l'alimentation et le « monde vivant » aux tout-petits.

Dans la même collection

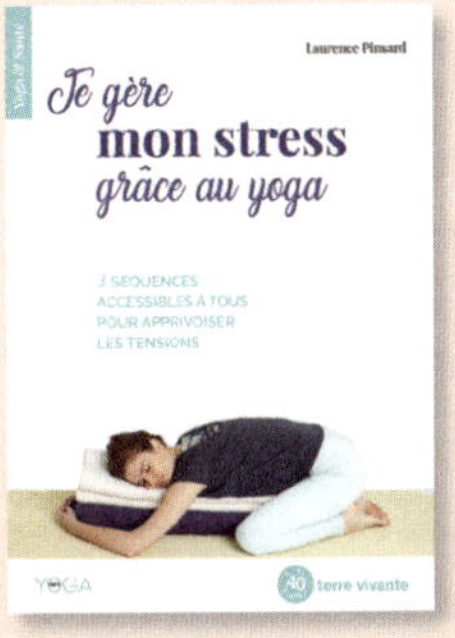

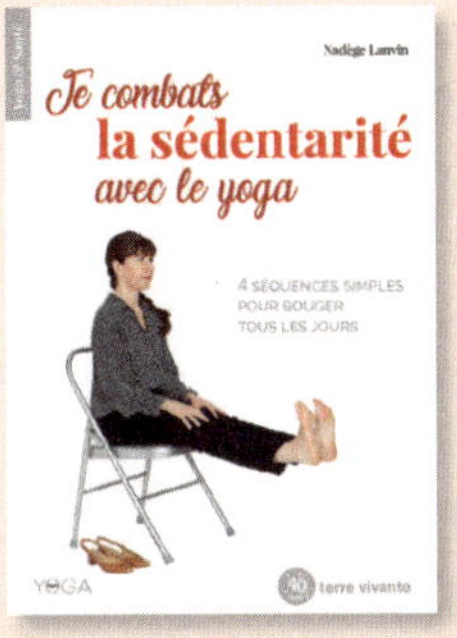

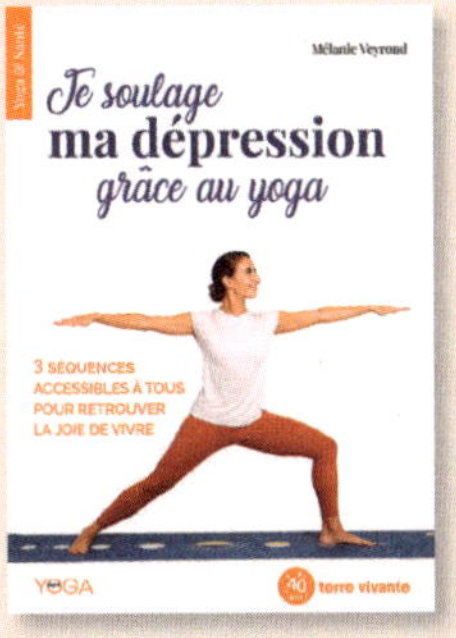

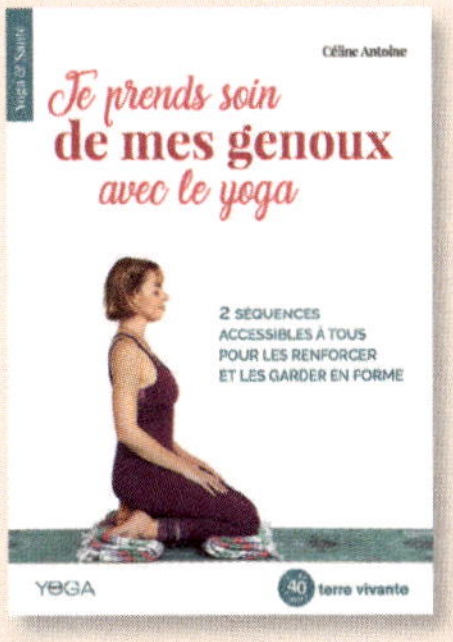

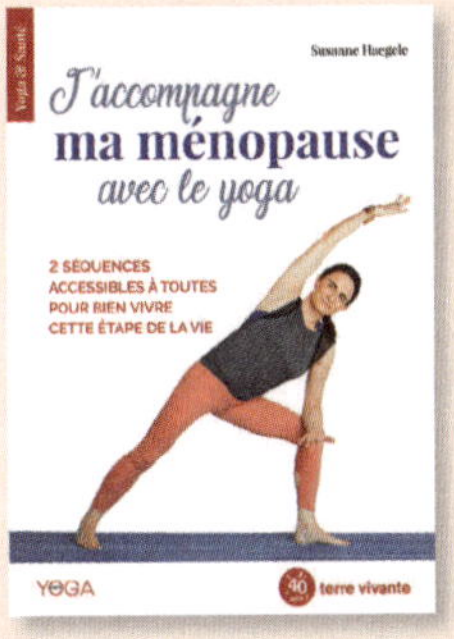

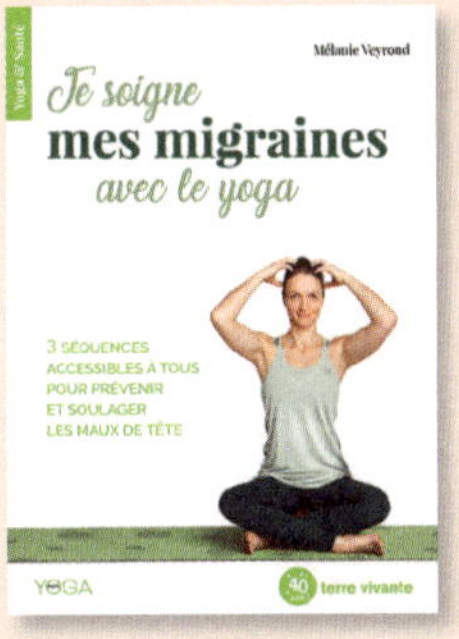

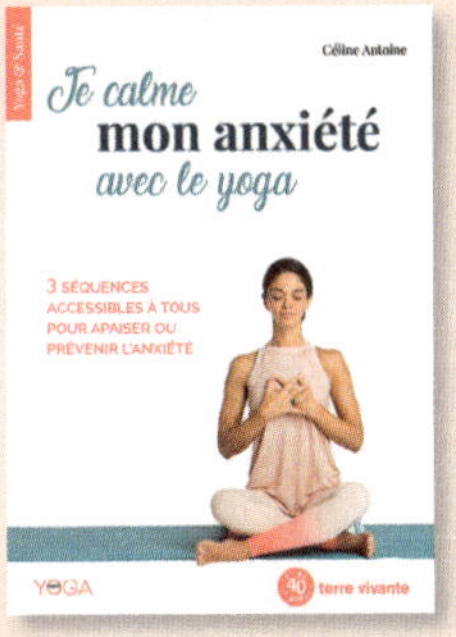

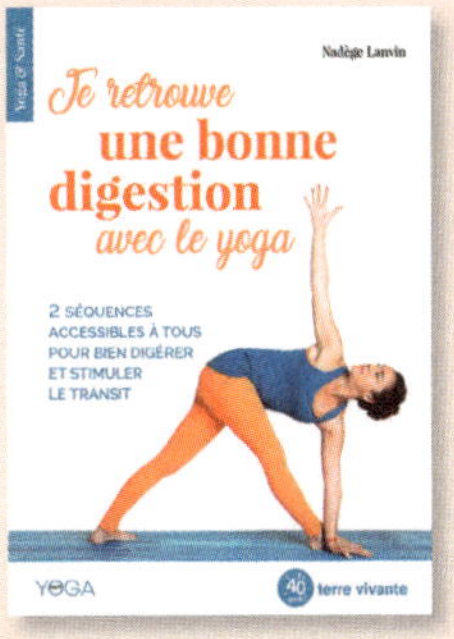

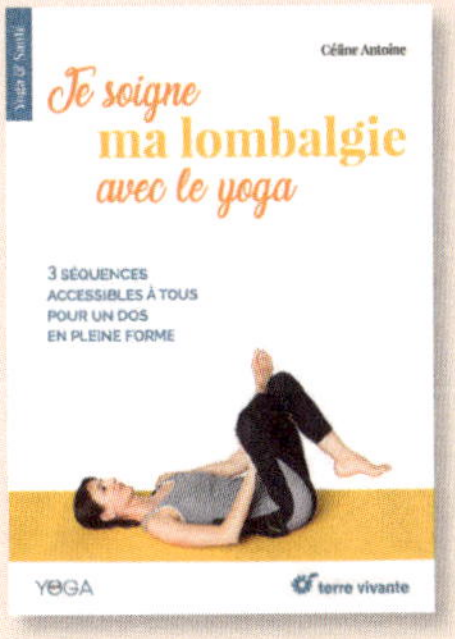

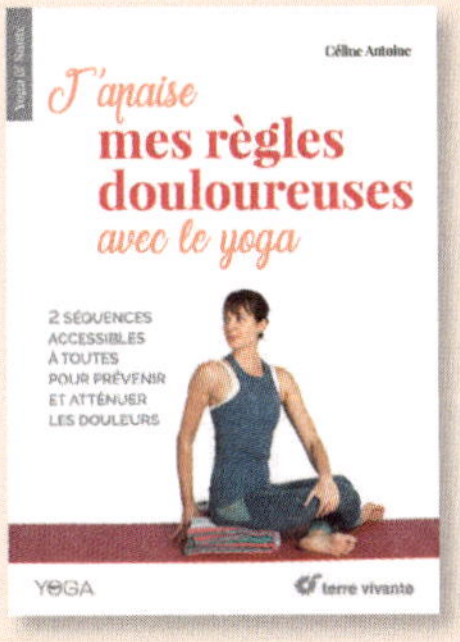

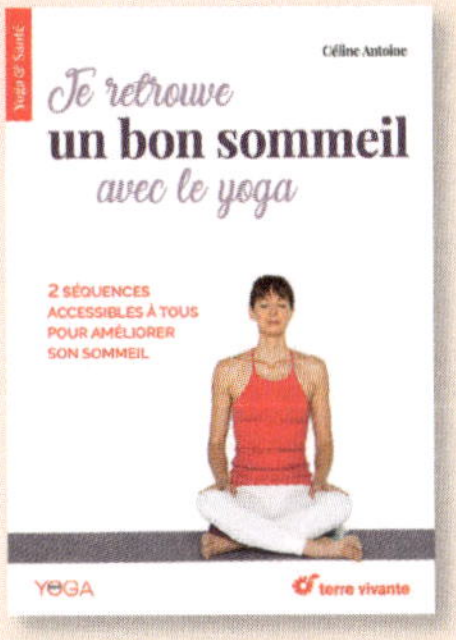

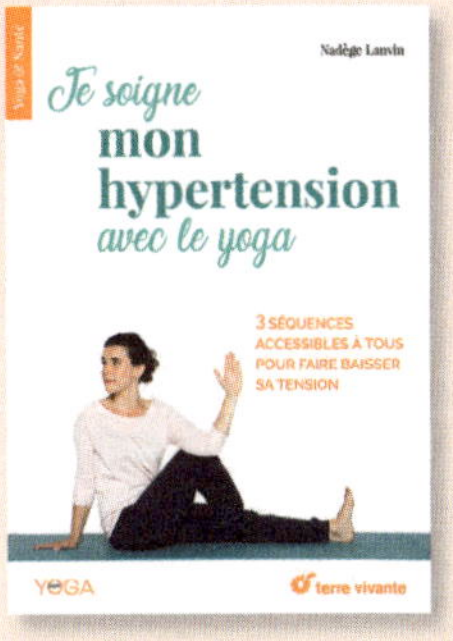

Pour aller plus loin

Pour en savoir plus sur le yoga

CHANDRASEKARAN (N.) (Dr), *Yogathérapie,* Éditions Agamat, 2010.

COMPAGNAC-MORETTE (C.), *Prévenir et guérir par le yoga,* Éditions du Dauphin, 2004.

COUDRON (L.) (Dr), *La yoga-thérapie,* Odile Jacob, 2010.

IYENGAR (B. K. S.), *Le yoga thérapeutique,* Éditions La Plage, 2018.

MOHAN (A. G. et I.), *Le yoga thérapeutique - Une méthode de yoga et d'ayurvéda au service de la santé et du bien-être,* Éditions de l'Éveil, 2009.

STILES (T.), *Le yoga qui soigne,* Marabout, 2015.

Pour en savoir plus sur la sédentarité

CARRÉ (F.) (Pr), *Danger sédentarité - Vivre plus en bougeant plus,* Le Cherche Midi, 2013.

SARASWATI (S.) (Swami), *Asana, pranayama, mudra bandha,* Yoga Publications Trust, rééd. 2002.

CLARK (B.), *Votre corps, votre yoga,* Vigot, 2019.

VAN LYSEBETH (A.), *Santé & Yoga - Les bienfaits du yoga sur votre santé,* Almora, 2018.

Site de l'Observatoire national des activités physiques et de la sédentarité : Onaps.fr

Site de l'Organisation mondiale de la santé : https://www.who.int/fr/news-room/fact-sheets/detail/physical-activity

Où se procurer les accessoires de yoga ?

Nous recommandons de préférence les boutiques en ligne spécialisées dans le matériel de yoga et de méditation :

- chin-mudra.yoga
- yogimag.com
- tayronalife.com
- esprityoga.fr (*yoga pads* uniquement)

PEFC 10-31-1510

IMPRIM'VERT Votre imprimeur agit pour l'environnement

Imprimé en France par Corlet (Condé-en-Normandie)
N° d'imprimeur : 21060613 - Dépôt légal : octobre 2021